Mein Teedoktor

Gabriele Baier-Jagodzinski

Mein Teedoktor

Die Autorin:
Gabriele Baier-Jagodzinski, Medizinerin und Ernährungswissenschaftlerin. Fachautorin (Buch und Fachzeitschriften). Fachfortbildung, Seminare und Schulungen für Ärzte, Heilpraktiker, Apotheker und interessierte Laien.

Anschrift der Autorin:
Postfach 1264 – D-66922 Pirmasens

Bibliografische Information der Deutschen Nationalbibliothek:
Die Deutsche Nationalbibliothek verzeichnet diese Publikation in der Deutschen Nationalbibliografie; detaillierte bibliografische Daten sind im Internet über *http://dnd.d-nb.de* abrufbar.

Impressum:
Gabriele Baier-Jagodzinski: Mein Teedoktor
© 2015 Gabriele Baier-Jagodzinski

Abbildung Umschlagfoto und Gestaltung: © Andreas Baier
Teekanne von **tassilo-von-grolman.de** sowie **mono.de**

Herstellung und Verlag:
Books on Demand GmbH, Norderstedt.

ISBN 978-3-7347-5232-2

ZU DIESEM BUCH

Innere Einstellung und veränderte äußere Bedingungen haben viele Menschen dazu gebracht, sich „Selbsthilfestrategien" bei zunächst kleineren gesundheitlichen Störungen zu überlegen. Restriktionen in der kassenärztlichen Versorgung von Praxisgebühr über Zuzahlung bis Verordnungsausschluß einerseits und die Hinwendung zu natürlicheren Vorgehensweisen bei gesundheitlichen Störungen andererseits haben zur Wiederentdeckung alter Heilverfahren geführt. Und hier kommen den Teerezepturen besondere Bedeutung zu. Die in diesen Rezepten verwendeten Heilkräuter sind in ihrer pharmakologischen Wirkung bekannt und werden bis heute in der Naturheilkunde eingesetzt. So greifen viele Menschen bei gesundheitlichen Störungen gern auf Kräutertees zurück, die seit der Hinwendung zu wieder mehr „Natürlichem" in der Medizin eine fast stürmische Renaissance erleben. Die Teetherapie ist dabei Teil der Pflanzenheilkunde (Phytotherapie) und diese gehört wiederum zum großen Gebiet der Naturheilkunde mit ihren inzwischen unzähligen Verfahren. Die Entscheidung zum Heilkräutertee verhilft darüberhinaus zu einem Gefühl der Selbstverantwortung und Autonomie, das, wie man inzwischen weiß, wesentlicher Bestandteil aller Gesundungsprozesse ist. So wünsche ich allen Heilkräuteranfängern und –fortgeschrittenen eine gute Gesundheit und gute Besserung!

Pirmasens, Januar 2015
Gabriele Baier-Jagodzinski

INHALTSVERZEICHNIS

Zu diesem Buch 9

Kleine Teegeschichte 14

Teelatein 18

Vor dem ersten Tee: Was man wissen muß 22

Tees für die ganze Familie 25

Tees für Kinder 26

Tees zum Abnehmen 27

Tees bei Altersbeschwerden 31

Asthma-Tees 33

Bronchial-Tees 37

Erkältungstees 42

Hustentees (Reizhusten) 49

Teeaufguß zum Gurgeln	51
Tees bei Mandelentzündungen	53
Immunstärkender Tee	56
Schweißtreibende Tees	57
Tee bei Heuschnupfen	58
Herz-Kreislauf-Tees	59
Tees bei Bluthochdruck	69
Tees bei Arteriosklerose	71
Tees bei Venenbeschwerden	75
Nerventees	78
Tees bei Erschöpfungszuständen	82
Tees bei Wetterfühligkeit	85
Tees bei Depression	86

Tee bei „Winter-Blues" 87

Tees bei Ohrengeräuschen (Tinnitus) 88

Tee bei schwacher Bauchspeicheldrüse 89

Diabetiker-Tee 90

Leber-Galle-Tees 94

Magen-Tees 99

Tee bei Übelkeit 105

Abführtees 106

Tee gegen Spulwürmer 109

Tees bei Durchfall 110

Tees bei Dickdarmentzündung 113

Tees gegen Blähungen 114

Blasen- und Nierentees 118

Tees bei kindlichem Bettnässen 136

Tees bei Wassereinlagerungen (Ödemen) 137

Tees bei allgemeinen klimakterischen Beschwerden 138

Tees bei Menstruationsbeschwerden 141

Stoffwechseltees bei Rheuma und Gicht 146

Stoffwechseltees („Entschlackungstees") 152

Tees bei Hautproblemen 155

Tees zur Stärkung von Bindegewebe und Schleimhäuten . 162

Teespülung gegen Augenbindehautentzündung 163

Teespülung bei Entzündung des Afters 164

Tees zur Schweißhemmung 165

Tee zur Hemmung des Speichelflusses 166

Exotische Tees 167

Zwischen Arznei- und Wohlfühltees 170

Die 10 Tee-Gebote 172

Nachwort 175

Anhang Pflanzenregister 176

KLEINE TEE-GESCHICHTE

Tees zur Gesundheitsförderung aber auch zur Therapie von Krankheiten wurden schon in der Antike getrunken. Wir alle kennen aus der Mythologie den Gott Asklepios, den Sohn des Apoll, mit seinem schlangenumwundenen Stab, der zum internationalen Symbol für die Ärzteschaft wurde. Asklepios bewachte nicht nur den Heilschlaf der Menschen (Tempelschlaf), sondern war auch Herr der Heilkräuter. Der griechische Philosoph Aristides (117-138 n.Chr.) rühmte in einer Rede auf Asklepios die göttliche Heilkunst: „Und wirklich es ist vieles befremdlich in den Heilmitteln Gottes, so wenn einer Kreide, ein anderer Schierlingssaft trinken soll, und wenn wieder einer seine Kleider ablegt und sich kalt abwäscht, wenn man denken sollte, daß er der Wärme bedarf. Uns selbst hat er in dieser Weise ausgezeichnet, indem er unsere Katarrhe und Erkältungen durch Bäder in Flüssen und im Meer beseitigte..."

Während heutzutage zwar meistens die gleichen Kräuter wie in der Antike benutzt werden, unterscheidet sich ihre Anwendung inzwischen doch oft erheblich. Beispielsweise wurde die Pfefferminze, uspünglich aus den Gebeinen einer Tochter (Mintha) des Cocygus entstanden, die von Persephone (Gattin des Pluto, des Beherrschers des Hades) aus Eifersucht getötet wurde, weil diese sich Pluto hingegeben hatte, sogar zur Bekämpfung der Cholera angewandt, wie der Enthnopharmakologe Christian Rätsch in „Heilkäuter der Antike" berichtet.. So schreibt Dioskurides (1. Jhd. n. Chr.) in seiner fünfbändigen „Arzneimittellehre": „Die Minze tötet ferner die runden Würmer, reizt zum Liebesgenuß, bringt den Schluckauf, den Brechreiz und die Cholera zur Ruhe, wenn zwei bis drei Reiser davon mit Granatapfelsaft genommen werden. Mit Graupen umgeschlagen, zerteilt sie Abszesse; auf die Stirn gelegt, lindert sie Kopfschmerzen, besänftigt geschwollene und strotzende Brüste". Heute kommt die Pfefferminze, zusammen mit Enzianwurzel, Wermutkraut, Ringelblumenblüten oder Pomeranzenschale als Teegetränk oder Likör bei Magen-Darmbeschwerden, Erkrankungen des Gallesystems sowie Appetitlosigkeit zum Einsatz. Auch die Brennessel erfuhr eine Wandlung in ihrem Gebrauch: Weil die Brennessel auf der Haut brennt, schloß man in der Antike auf ihre Kraft als Aphrodisiakum bei Mensch und Tier. So schrieb Plinius in seiner „Naturkunde": „Wenn ein Vierfüßler es nicht zur Zeugung kommen läßt, rät man, das Geschlechtsteil mit einer Nesel einzureiben…" In der modernen Phytotherapie wird die Brennessel zur Unterstützung rheumatischer Beschwerden, zur Durchspülungstherapie bei entzündlichen Erkrankungen der ableitenden Harnwege sowie zur Vorbeugung von Stein- oder Grießbildung eingesetzt.

Wie wir hier schon sehen können, hat sich der Indikationsbereich von Heilpflanzen über die Jahrhunderte hinweg und auch im Lichte neuerer wissenschaftlicher Erkenntnisse sehr verändert. Mit der Rückbesinnung auf alte Heilmethoden erleben aber zur Zeit auch alte Kräuterbücher eine Wiederbelebung, in denen dieses jahrhundertealte Erfahrungswissen versammelt ist. Man findet sie im Antiquariat oder auf Flohmärkten. Es sei aber nachdrücklich davor gewarnt, diese Rezepte unkontrolliert anzuwenden. Denn viele der dortigen Autoren bestimmen Naturheilverfahren, hier: Kräuterverfahren, durch eine Haltung, die man nicht wissensbasiert, sondern dogmatisch nennen kann wie zum Beispiel die Signaturenlehre oder auch die „Hildegardmedizin" mit ihren oft falschen und teilweise gefährlichen Indikationsangaben. Leider wurden diese Angaben von heutigen Autoren in modern aufgemachten Kräuterratgebern oftmals kritiklos übernommen, sodaß auch hier generell nur empfohlen werden kann, jede einzelne Indikation und auch jedes einzelne Rezept zu überprüfen bzw. in der Apotheke fachkundig überprüfen zu lassen.

Pflanzen und Pflanzenteile, die zur therapeutischen Anwendung am Menschen gedacht sind, nennt man Drogen. Sie werden meist durch Trocknung haltbar gemacht, wie hier bei den Teedrogen. Der Begriff Droge (= „Getrocknetes") entstammt der Pharmazie und umfaßt im eigentlichen Sinn Pflanzen, Tiere oder Mikroorganismen (oder Teile davon), aus denen dann eine Arznei hergestellt wurde, während außerhalb von Fachkreisen im allgemeinen Sprachgebrauch mit dem Begriff Droge heute nur noch der Gebrauch von psychotropen Substanzen zur Erzeugung von Rauschzuständen beschrieben wird.

Im Laufe der Zeit und befördert durch immer neuere wissenschaftliche Erkenntnisse haben sich manche der früher gebräuchlichen Heilpflanzen als unwirksam oder sogar als schädlich bzw. giftig erwiesen. Diese sind heute nur noch Grundlage homöopatischer Verordnungen, weil durch die dort übliche immens große „Verdünnung" (Potenzierung) Schadwirkungen oder Vergiftungen nicht mehr zu erwarten sind. Bei anderen Heilpflanzen hingegen erwiesen sich ihre Inhaltsstoffe als so wirksam, daß sie als wirkstoffstandardisierte Medikamente Grundlage der sog. Rationalen Phytotherapie (z. B. Weißdorn, Mariendistel, Teufelskralle, Johanniskraut, Goldrute, Roßkastanie) wurden oder aber auch Vorbild für heute verschreibungspflichtige Medikamente wie z. B. Digitalis (Fingerhut) in der Kardiologie, Paclitaxel (pazifische Eibenrinde) in der Onkologie oder Atropin (schwarze Tollkirsche) in der Augenheilkunde oder bei der Parkinsonerkrankung.

„TEE-LATEIN"

Medizinaltees können aus allen Pflanzenteilen hergestellt werden, wobei die heilenden Inhaltsstoffe innerhalb derselben Pflanze oft unterschiedlich konzentriert sind bzw. sich auch innerhalb derselben Pflanze in ihrer Wirkung unterscheiden können wie z. B. Petersilienblätter und Petersilienwurzel. Folgende Pflanzenteile sind bei Teerezepturen gebräuchlich (mit ihren Abkürzungen) und finden sich auf den vom Apotheker beschrifteten Tüten mit den gewünschten Teemischungen. Die Sprache – und damit die Abkürzungen – ist lateinisch. Anhand der hier aufgeführten deutschen Übersetzung ist es aber jedem möglich, Teerezepte zu „lesen":

Bacc.	Baccae	Beeren
Bulb.	Bulbus	Zwiebel
Cort.	Cortex	Rinde
Flor. (Fl.)	Flores	Blüten
Fol.	Folia	Blätter
Fruct.	Fructus	Früchte
Gem.	Gemmae	Knospen
Gland.	Glandulae	Drüsenschuppen
Herb. (Hb.)	Herba	Kraut
Lich.	Lichen	Flechte
Lign.	Lignum	Holz
Pericarp.	Pericarpium	Fruchtschale
Pulp.	Pulpa	Fruchtfleisch
Rad.	Radix	Wurzel
Rhiz.	Rhizoma	Wurzelstock

Sem.	Semen	Samen
Stigm.	Stigmata	Griffel, Kolben
Stip.	Stipites	Zweige, Gräser
Stram.	Stramentum	Stroh
Strob.	Strobuli	Zapfen
Summ.	Summitates	Zweigspitzen
Tub.	Tubera	Knollen
Tur.	Turiones	Sprossen

Um zu verstehen, in welcher Form die Pflanzenteile vorbereitet sein müssen, bevor sie verwendet werden, um die optimale Wirkung des Gesundheitstees zu erreichen, gibt es auch hier Abkürzungen, die in der Apotheke auf der Tüte mit der georderten individuellen Teemischung zusammen mit der Kräuterbezeichnung vermerkt werden:

conc.	concisus	geschnitten
cont.	contusus	gequetscht
decort.	decorticatus	geschält
dep.	depuratus	gereinigt
immat.	immaturus	unreif
i.t.	in toto	im Ganzen
rec.	recens	frisch
sicc.	siccum/siccatus	trocken/getrocknet

Nicht jeder Kräutertee wird auf die gleiche Art und Weise zubereitet, sondern richtet sich danach, wie die Inhaltsstoffe am besten und ohne viel Wirkverlust aus den Pflanzenteilen herausgezogen werden können. Und das hängt von den Wirkstoffen, aber auch von der spezifischen Pflanzenstruktur ab. Und so haben wir es mit unterschiedlichen Verfahren zu tun:

Aufguss (Infus, lat. Infusum)
Man gießt kochendes Wasser über die Kräutermischung, läßt abgedeckt ca. 10 Minuten ziehen (bzw. so lange, wie es in einem speziellen Rezept angegeben ist).

Abkochung (Dekokt, lat. Decoctum)
Die Droge wird mit der angegebenen Menge Wasser aufgesetzt und gekocht. Meist sind das 5 – 10 Minuten (bzw. so lange, wie es in einem speziellen Rezept angegeben ist). Die Kräutermischung wird entweder zusammen mit kaltem Wasser aufgesetzt und dann zum Kochen gebracht oder man übergießt sie mit kochendem Wasser und läßt sie dann die beabsichtigte Zeit weiterkochen.

Kaltauszug (Mazerat, lat. Maceratio)
Die Kräutermischung wird mit kaltem Wasser übergossen und dann für die Dauer von 6 – 8 Stunden stehengelassen. Man siebt den Auszug in eine Tasse und wärmt diese etwas an (z. B. Mikrowelle), um das Trinken angenehmer zu machen.

Kombiniertes Verfahren (Mazerations-Teildekokt)
Man stellt einen Kaltauszug her. Nach dem Absehen wird der verbliebene Kräuterrest nochmals mit einer Tasse Wasser als Infus

oder Dekokt weiterverarbeitet. Am Ende werden der Kaltauszug und die heiße Zubereitung zusammengegossen.

Blätter und Blüten werden, weil sie zarter sind, nach den Verfahren 1 und 3 zubereitet, während für Wurzel, Rinden und Hölzer das Verfahren nach 2 in Frage kommt.

Das kombinierte Verfahren (Nr. 4) eignet sich für Rezepte, die sowohl Blätter oder Blüten als auch Wurzeln, Rinden oder Hölzer benötigen, sodaß mit dem Aufguß oder Kaltauszug die Inhaltsstoffe aus den zarteren Pflanzenteilen gelöst werden, um dann separat die Inhaltsstoffe aus den groben Pflanzenteilen durch Abkochung lösen zu können.

Es versteht sich von selbst, daß jeder nach Vorschrift zubereitete Tee abgesiebt werden muß, bevor man ihn trinkt.

VOR DEM ERSTEN TEE: WAS MAN WISSEN MUß

Jeder Kräutertee ist ein überaus großes Gemisch verschiedener und immer auch unbekannter Stoffe und deshalb in einem oft ebenso unbekannten Verhältnis zueinander, von denen nur diejenigen bekannt und erforscht sind, die für ihre Indikation stehen. Es ist also durchaus möglich, daß sich in einem Teeaufguß weniger zuträgliche Begleitstoffe befinden. Auch hat nicht jedes Ackerschachtelhalm, jede Brennessel, jeder Brombeerstrauch immer dieselbe Menge an Inhaltsstoffen. Diese variieren nämlich nach den Standorten der Pflanze und der Bodenbeschaffenheit, nach dem Jahr der Ernte und dem Erntezeitpunkt (Jahreszeit), nach dem Reifegrad, den Wetterverhältnissen, nach Länge der Transportwege und Dauer der Lagerung. Dieser Umstand bedeutet, daß man in einer Tasse Tee nicht jedes Mal die gleiche Konzentration an Wirkstoffen erwarten kann, ebenso sind die Dosisangaben wie Tee- oder Eßlöffel ungenau. Aus allen diesen Gründen werden Teetherapien heute nur bei Befindlichkeitsstörungen oder zur Unterstützung anderer therapeutischer Maßnahmen angewandt. Diese Tatsachen und die zunehmende wissenschaftliche Erforschung der Heilpflanzen haben dann dazu geführt, daß man aus traditionellen Heilpflanzen wie Tollkirsche, Fingerhut, Eibenrinde u. a. die Wirkstoffe isolierte und hochwirksame Medikamente (Atropin, Digitalis, Herceptin) daraus entwickeln konnte.

Generell ist es angeraten, Heilkräutertees nicht zu süßen, weil Zucker – dazu zählt auch Honig! – manche Inhaltsstoffe unwirksam werden lassen. Weil bei Ersatzsüßstoffen mögliche Wechselwirkungen mit den Teewirkstoffen bisher nicht erforscht wurden, sollten auch diese vorsichtshalber nicht verwendet werden.

Eine Teemischung wird traditionell nicht nach Gewicht (Gramm oder Pfund) zusammengestellt, sondern nach dem Verhältnis der Anteile der einzelnen Kräuter an der gesamten Menge (Mischung), wobei die Mischung in ihrer Gesamtheit meistens mit 100 angegeben wird. Soll z. B. ein Tee aus zwei verschiedenen Pflanzen hergestellt werden, so kann die Mischung je nach Rezept 50:50 oder 10:90 oder 40:60 usw.. lauten. Bei mehreren Pflanzen, die gemischt werden sollen, verhalten sich die Mischungsverhältnisse dann wie im Rezept angegeben entsprechend.

Wenn einige der hier angeführten Kräuter heute bisweilen als problematisch angesehen werden, z. B. Schöllkraut, so betrifft dies nicht ihre unbestrittene Wirkung, sondern ausschließlich ihre Dosierung, sodaß in jedem Einzelfall wie Krankheitsgeschichte, Empfindlichkeiten, Medikamenteneinnahmen in der Apotheke eine fachgerechte Beratung angezeigt ist und die Mischung dann entsprechend abgeändert werden kann.

Damit jeder seinen Gesundheitstee selbst mischen kann, verwendet diese Teefibel in den Rezepten die deutschen Kräuternamen.

Dazu kauft man in der Apotheke von jedem benötigten Heilkraut eine bestimmte Menge (z. B. 50 Gramm) und wiegt die Mengen dann entsprechend den Rezeptvorgaben zuhause auf einer Briefwaage ab, wobei die Anteile in ihrer Gesamtheit – wie oben schon erklärt – meistens 100 ergeben müssen. Man kann seinen Tee aber auch nach diesen hier aufgeführten Rezepten in der Apotheke mischen lassen. In größeren Orten und Städten findet sich immer eine Apotheke, die sich auf Naturheilkunde spezialisiert hat. Aber auch sonst ist jede Apotheke – schon von Berufs wegen – in der Lage (und auch verpflichtet), Teemischungen herzustellen.

Vorsicht ist allerdings angebracht, wenn Beschwerden, trotz „sanfter" Naturheilverfahren länger als zehn Tage anhalten wie z. B. Durchfall, Verstopfung, quälende Blähungen, „grundloses" Erbrechen, unerklärliche Schmerzzustände, Husten, nächtliche und wiederkehrende Kopfschmerzattacken, Taubheitsgefühle, geschwollene Unterschenkel u. a. Dann ist ein Arztbesuch zwingend notwendig. Auch Menschen mit bekannten Allergien oder Unverträglichkeiten auf Kräuter sollten keine Heilkräutertee-Kur auf eigene Faust durchführen. Es könnte nämlich sein, daß es zu Kreuzreaktionen mit bereits bekannten Allergenen kommt, die dann lebensbedrohende Reaktionen auslösen.

TEEREZEPTE

Tees für die ganze Familie als Hausgetränk

Pfefferminzblätter	10,00
Melissenblätter	10,00
Brombeerblätter	20,00
Walderdbeerblätter	30,00
Hagebuttensamen und –früchte	30,00

Als Aufguß zubereiten, kann zu allen Mahlzeiten getrunken werden, ist wohlschmeckend.

***

Brombeerblätter	50,00
Walderdbeerblätter	50,00

Als Aufguß zubereiten, geeignet zu allen Mahlzeiten und als Durstlöscher.

Ebenfalls als Hausgetränk geeignet sind: Hibiscusblüten (Malvenblüten), fermentierte Brombeerschalen, Kakaoschalen, Apfelschalen.

Tees für Kinder (beruhigend)

Fenchelfrüchte	60,00
Anisfrüchte	20,00
Kümmelfrüchte	10,00
Süßholzwurzel	10,00

1 gehäufter Teelöffel auf ¾ Liter Wasser als Aufguß, 5 Minuten kochenlassen, kann morgens und abends verabreicht werden.

***

Lavendelblüten	10,00
Kamillenblüten	30,00
Melissenblätter	20,00

1-2 Teelöffel auf 1 Tasse Wasser als Aufguß, besonders vor dem Schlafengehen und bei Unruhe auch über die Nacht, z. B. bei Zahnungsschmerzen.

Tees zum Abnehmen I
appetithemmend, stoffwechselaktivierend (Leber und Niere)

Blasentang	50,00
Anisfrüchte	25,00
Süßholzwurzel	25,00

1-2 Teelöffel auf 2 Tassen Wasser, abkochen, täglich 1 Tasse. Wirkt bei Fettsucht. Die Schilddrüsenfunktion ärztlich untersuchen lassen! Blasentang schmeckt leider schlecht!

***

Sennesblätter	30,00
Faulbaumrinde	30,00
Löwenzahnwurzel u. –kraut	20,00
Petersiliensamen	20,00
Fenchelsamen	20,00
Pfefferminzblätter	20,00

2 Eßlöffel mit ½ Liter Wasser als Aufguß, 30 Minuten ziehen lassen und kalt über den Tag verteilt trinken.

Tees zum Abnehmen II

appetithemmend, stoffwechselaktivierend (Leber und Niere)

Brennesselblätter	20,00
Holunderblüten	20,00
Schlehenblüten	30,00
Birkenblätter	30,00

2 Teelöffel mit 2 Tassen Wasser 3 Minuten kochen, abseihen, täglich je 1 Tasse morgens und abends warm.

***

Liebstöckelwurzel	5,00
Faulbaumrinde	20,00
Wacholderbeeren	5,00
Blasentang	10,00
Sennesblätter	10,00
Schafgarbe	50,00

Eßlöffel mit 2 Tassen Wasser 5 – 10 Minuten aufkochen, abseihen, täglich zum Frühstück 2 Tassen warmen Tee.

Tees zum Abnehmen III
appetithemmend, stoffwechselaktivierend (Leber und Niere)

Granatapfel
Roter Ginseng   zu gleichen Teilen
Pfingstrose

Granatapfel stückeln, Kerne herausschneiden, Ginsengwurzel kleinschneiden, evtl. schaben, Wurzel der Pfingstrose kleinschneiden, mindestens 0,5 Liter kochendes Wasser übergießen, 20 Minuten ziehen lassen, täglich eine kleine Tasse eine halbe Stunde vor den Mahlzeiten. Der Tee wirkt appetitzügelnd. Die Komponenten können auch einzeln als Tee verwendet werden.

***

Bergknoblauch
Ingwerwurzel
Japanische Ginsengwurzel   zu gleichen Teilen
Sommerzypressensamen

Zubereitung wie oben. Es empfiehlt sich, den Tee unmittelbar nach einer Mahlzeit einzunehmen. Die Komponenten, die auch einzeln verwendet werden können, gelten als „Fatburner".

Tees zum Abnehmen IV
appetithemmend, stoffwechselaktivierend (Leber und Niere)

Bitterorange	
Meerträubel	zu gleichen Teilen

Dämpft den Appetit und regt den Stoffwechsel an. Empfindliche Menschen können aber auch mit Herzrasen und Schweißausbrüchen reagieren. Grund ist das in der Bitterorange enthaltene Synephrin und das im Meerträubel enthaltene Ephedrin. Menschen mit Bluthochdruck sollten diesen Tee auf jeden Fall meiden.

Tees bei Altersbeschwerden I

entgiftend, stoffwechselaktivierend, unterstützend für Muskel, Bänder und Gelenke

Brennesselblätter	20,00
Holunderblüten	20,00
Schlehenblüten	30,00
Birkenblätter	30,00

2 Teelöffel mit 2 Tassen Wasser 3 Minuten kochen, je 1 Tasse morgens und abends. Wirkt anregend auf den Stoffwechsel.

***

Wacholderbeeren	15,00
Wermutkraut	15,00
Wegwartewurzel	20,00
Engelwurz	20,00
Brennesselblätter	30,00

2 Eßlöffel mit 2 Tassen Wasser 3 Minuten aufkochen, je 1 Tasse warm morgens und abends trinken. Regt die Drüsen des Verdauungstrakts an und gilt traditionell als „gewebereinigend".

Tees bei Altersbeschwerden II

entgiftend, stoffwechselaktivierend, unterstützend für Muskel, Bänder und Gelenke

Löwenzahnwurzel u. –kraut	15,00
Stiefmütterchenkraut	10,00
Faulbaumrinde	10,00
Holunderblüte	25,00
Fenchefrüchte	25,00
Schachtelhalmkrautt	25,00

2 Eßlöffel auf ¼ Liter Wasser als Aufguß, 15 Minuten zugedeckt ziehen lassen, täglich 2-3 mal 1 Tasse schluckweise warm trinken. Traditionell als „blutreinigend" (heute: stoffwechselaktivierend) empfohlen.

Asthma-Tees I

Löst Verschleimungen, lindert Luftnot, nie als alleinige Maßnahme!

Anisfrüchte	20,00
Thymiankraut	40,00
Alantwurzel	40,00

1 Eßlöffel auf 1 Tasse als Aufguß, mindestens 15 Minuten ziehen lassen, morgens und abends je 1 Tasse.

***

Schafgarbenkraut
Huflattichblätter
Malvenblüten   zu gleichen Teilen
Lavendelblüten

1 Eßlöffel auf 1 Tasse als Abkochung (Dekokt), morgens und abends je 1 Tasse schluckweise trinken.

Asthma-Tees II

Löst Verschleimungen, lindert Luftnot, nie als alleinige Maßnahme!

Angelicawurzel	
Malvenblüten	zu gleichen Teilen

1 Teelöffel auf 1 Tasse als Aufguß, 3 x täglich 1 Tasse.

***

Hohlzahnkraut	20,00
Schachtelhalmkraut	30,00
Vogelknöterichkraut	50,00

1 Eßlöffel auf 1 Tasse als Abkochung (Dekokt), 3 x täglich 1 Tasse warm. Dieser Tee wurde früher Lungentee genannt.

***

Rote und weiße Taubnessel	100,00

2 Teelöffel getrocknete Blüten (= ca. 1 Gramm) mit 250ml kochendem Wasser übergießen, 15 Minuten ziehen lassen. Für eine Tagesdosis die dreifache Menge verwenden.

Asthma-Tees III
Löst Verschleimungen, lindert Luftnot, nie als alleinige Maßnahme!

Eibischwurzel 50,00
Thymiankraut 50,00

3 Teelöffel mit 3 Tassen Wasser 5 – 10 Minuten kochen, abseihen, tagsüber schluckweise 3 Tassen warm trinken.

***

Spitzwegerichblätter 20,00
Huflattichblätter 20,00
Holunderblüten 20,00
Veilchenkraut 15,00
Kümmelfrüchte 15,00
Fenchelfrüchte 10,00

1 Teelöffel mit 1 Tasser kochendem Wasser übergießen, 5 Minuten ziehen lassen, abseihen, täglich 3 Tassen warm trinken.

Asthma-Tees IV
Löst Verschleimungen, lindert Luftnot, nie als alleinige Maßnahme!

Edelkastanienblätter	
Thymiankraut	
Sonnentaukraut	zu gleichen Teilen
Veilchenblüten	

1 Teelöffel in 1 Tasse Wasser 5 – 10 Minuten kochen, abseihen, 3 x täglich 1 Tasse warm trinken.

***

Schwarze Johannisbeerenblätter	10,00
Spitzwegerichkraut	10,00
Süßholzwurzel	10,00
Stiefmütterchenkraut	15,00
Thymiankraut	15,00
Edelkastanienblätter	20,00
Sonnentaukraut	20,00

3 Teelöffel in 3 Tassen Wasser 5 – 10 Minuten kochen, abseihen, tagsüber 3 Tassen warm trinken.

Bronchial-Tees I

Zur Unterstützung bei akuter und chronischer Bronchitis sowie COPD, fördern die Schleimproduktion, Schleimlösung und Auswurf.

Andornkraut	20,00
Spitzwegerichkraut	20,00
Primelblüten	30,00
Ehrenpreiskraut	30,00

1 Teelöffel auf 1 Tasse als Aufguß, 3-4 x täglich 1 Tasse

***

1 Zwiebelknolle, gequetscht, mit ¼ Liter kaltem Wasser übergießen, 20 Minuten abgedeckt ziehen lassen, mit Honig süßen, mehrmals täglich 1 Tasse (erwärmt) trinken.

***

Spitzwegerichkraut	10,00
Kreuzblumenkraut	20,00
Ehrenpreiskraut	30,00
Stiefmütterchenkraut	40,00

Bei trockener Bronchitis: 1 Teelöffel auf 1 Tasse als Aufguß, mehrmals täglich 1 Tasse.

Bronchial-Tees II

Zur Unterstützung bei akuter und chronischer Bronchitis sowie COPD, fördern die Schleimproduktion, Schleimlösung und Auswurf.

Huflattichblätter	10,00
Spitzwegerichkraut	20,00
Schachtelhalmkraut	30,00
Primelblüten	40,00

1 Teelöffel auf 1 Tasse als Aufguß, mehrmals täglich 1 Tasse.

***

Kamillenblüten	
Huflattichblätter	
Anisfrüchte	zu gleichen Teilen
Hibiscusblüten	

1 Eßlöffel in ¼ Liter Milch kochen, mit Honig süßen, täglich morgens und abends je 1 Tasse.

Bronchial-Tees III

Zur Unterstützung bei akuter und chronischer Bronchitis sowie COPD, fördern die Schleimproduktion, Schleimlösung und Auswurf.

K1: Primelwurzel   5,00 Gramm

in 200 Gramm Wasser 10-15 Minuten kochen lassen, verbleibender Rest von ca. 170 Gramm mischen mit:

K2: Primelwurzelabkochung   170 Gramm
Lobeliatinktur (Apotheke)   5,00 Gramm
Anis-Ammoniakwasser (Apotheke)   5,00 Gramm

auffüllen mit Eibischsirup bis 200 Gramm (Apotheke)

K3: Kalium jodatum (Apotheke)   5,00 Gramm

K4: Coffeinum-Natrium-benzoicum (Apotheke) 2,00 Gramm

Komponenten **K1** bis **K4** zusammengießen. Täglich 4 x je 1 Eßlöffel. Vor Gebrauch jedes Mal schütteln. Hilft auch gegen Herz- und Bronchialasthma.

Bronchial-Tees IV

Zur Unterstützung bei akuter und chronischer Bronchitis sowie COPD, fördern die Schleimproduktion, Schleimlösung und Auswurf.

Arnikablüten
Alantwurzel   zu gleichen Teilen
Anisfrüchte

1 Teelöffel auf 1 Tasse Wasser als Aufguß,
täglich 2 - 4 Tassen warm.

***

Alantwurzel	20,00
Fenchelfrüchte	10,00
Isländisches Moos	10,00
Lobelienblätter	10,00
Quebrachorinde	10,00
Spitzwegerichkraut	10,00
Vogelknöterichkraut	10,00
Sternanisfrüchte	20,00

1 Eßlöffel auf 1 Tasse Wasser abkochen,
täglich 3-4 x 1 Tasse

Bronchial-Tees V

Zur Unterstützung bei akuter und chronischer Bronchitis sowie COPD, fördern die Schleimproduktion, Schleimlösung und Auswurf.

Huflattichblätter	15,00
Lindenblüten	15,00
Pfefferminzblätter	10,00
Kamillenblüten	10,00

1 gehäufter Eßlöffel auf 1 Tasse Wasser als Aufguß, 10 Minuten ziehen lassen, nach dem Abseihen mäßig warm trinken.

***

Rote und weiße Taubnessel	100,00

2 Teelöffel getrocknete Blüten mit 250ml kochendem Wasser übergießen, 15 Minuten ziehen lassen. Für eine Tagesdosis die dreifache Menge (= 3 Gramm) verwenden.

***

Ehrenpreisblätter	25,00

1 Eßlöffel mit ¾ Liter Wasser als Aufguß, 10 Minuten ziehen lassen, morgens, mittags, abends je 1 Tasse.

Erkältungstees I
lindert Erkältungssymptome

Fenchelfrüchte	20,00
Lungenkraut	20,00
Spitzwegerichblätter	20,00
Huflattichblätter	40,00

1 Eßlöffel auf 1 Tasse als Aufguß, 20 Minuten ziehen lassen, bei Bedarf mehrmals täglich, reizmindernd.

***

Hohlzahnkraut	40,00
Lungenkraut	30,00
Huflattichblätter	30,00

1 Eßlöffel auf 1 Tasse als Aufguß, mindestens 3-4 Tassen täglich, reizmindernd.

Erkältungstees II

lindert Erkältungssymptome

Lindenblüten	30,00
Holunderblüten	30,00
Hagebuttenfrüchte	20,00
Mädesüßblüten	20,00

1 Eßlöffel auf 1 Tasse Wasser als Aufguß, 10 Minuten ziehen lassen, täglich mehrmals 1 Tasse frisch zubereitet und heiß trinken.

***

Alantwurzel	20,00
Thymiankraut	15,00
Lungenkraut	10,00
Schlüsselblumenwurzel	5,00

1 gehäufter Teelöffel mit ½ Liter Wasser kalt ansetzen, langsam bis zum Sieden erhitzen, ca. 1 Minute ziehen lassen, abseihen, mit Honig süßen, 2-4 x täglich 1 Tasse schluckweise trinken. Wirkt gegen Husten.

Erkältungstees III
lindert Erkältungssymptome

Huflattichblätter	15,00
Lindenblüten	15,00
Pfefferminzblätter	10,00
Kamillenblüten	10,00

1 gehäufter Eßlöffel auf ¼ Liter Wasser als Aufguß, 10 Minuten ziehen lassen, abseihen, 2-4 x täglich mäßig warm trinken. Wirkt besonders bei Bronchitis und Husten.

***

Anisfrüchte	15,00
Süßholzwurzel	25,00
Eibischwurzel	25,00
Eibischblätter	35,00

2 Teelöfel auf 1 Tasse Wasser als Aufguß, 10-15 Minuten ziehen lassen, 3-4 x täglich 1 Tasse. Hilft gegen trockenen Husten (Reizhusten).

Erkältungstees IV
lindert Erkältungssymptome

Thymiankraut	20,00
Schlüsselblumenwurzel	10,00
Anisfrüchte	10,00
Huflattichblätter	10,00
Sonnentaukraut	10,00

2 gehäufte Teelöffel auf ¼ Liter Wasser als Aufguß, 10 Minuten ziehen lassen, abseihen, täglich 3 Tassen mäßig warm. Hilft gegen Husten und Keuchhusten.

***

Anisfrüchte	20,00
Ehrenpreiskraut	20,00
Seifenkrautwurzel	20,00
Attichblüten	15,00
Huflattichblätter	15,00
Veilchenwurzel	10,00

1 Teelöffel auf 1 Tasse Wasser als Abkochung (Dekokt), heiß trinken, mehrmals täglich, fördert Schleimbildung und Auswurf.

Erkältungstees V
lindert Erkältungssymptome

Vogelknöterichkraut
Huflattichblätter   zu gleichen Teilen

1 Teelöffel auf 1 Tasse Wasser als Aufguß, mehrmals täglich, fördert Schleimbildung und Auswurf

***

Lindenblüten	20,00
Hagebuttenfrüchte	10,00
Heidelbeeren (getrocknet)	10,00
Kamillenblüten	10,00

1 gehäufter Eßlöffel auf ¼ Liter Wasser als Aufguß, 1 Minute ziehen lassen, abseihen, täglich 2-3 Tassen, kann mit Honig gesüßt werden.

Erkältungstees VI
lindert Erkältungssymptome

Ingwer (frisch!) 4-6 Scheiben

In 2 Tassen kochendem Wasser 10 Minuten ziehen lassen. Kann gesüßt und mit frischem Zitronensaft abgeschmeckt werden.

***

Weidenrinde
Lindenblüten zu gleichen Teilen
Holunderblüten

1 Eßlöffel auf 1 Tasser Wasser als Aufguß, 10 Minuten ziehen lassen, mehrmals täglich 1 Tasse gut warm trinken. Lindert Fieber, Kopf- und Gliederschmerzen.

***

Alantwurzel 30,00

Zusammen mit 250,0 Wasser als Aufguß. In eine (Glas-)Flasche füllen und mehrmals täglich 1-2 Eßlöffel einnehmen.

Erkältungstees VII
lindert Erkältungssymptome

Huflattichblätter	220,00
Lindenblüten	150,00
Anisfrüchte	100,00
Alantwurzel	100,00
Süßholzwurzel	60,00
Lavendelblüten	60,00
Fenchelfrüchte	60,00
Huflattichblüten	50.00
Blüten vom gelben Katzenpfötchen	50,00
Eibischwurzel	50,00
Bibernellwurzel	50,00
Zitronenschale	50,00

1 Teelöffel auf 1 Tasse Wasser als Aufguß, 10 Minuten ziehen lassen. Mehrmals täglich 1 Tasse, kann gesüßt werden (z. B. Kandis).

Das Mischen einer solch großen Menge lohnt sich insbesondere, wenn die ganze Familie erkältet ist. Der Tee schmeckt angenehm und wird auch von Kindern gern getrunken.

Hustentees (Reizhusten) I
lindert Hustenreiz und fördert ungestörte Nachtruhe

Lindenblüten
Salbeiblätter   zu gleichen Teilen
Malvenblüten

1 Eßlöffel auf ¼ Liter Wasser als Aufguß, 10 Minuten ziehen lassen, mehrmals täglich, auch vor dem Schlafengehen. Lindenblüten, Salbeiblätter oder Malvenblüten können auch einzeln als Tee verwendet werden.

Vor der Teeanwendung sollte in der HNO-Praxis Hals und Rachen auf eine entzündliche Rötung untersucht werden. Erst wenn diese verschwunden ist, mit dem Tee beginnen!

***

Gierschblüten   100,00

2 Eßlöffel frisch zerkleinerte Blüten mit ¼ Liter kochendem Wasser übergießen, 5 Minuten ziehen lassen, trinken bei Bedarf. Achtung: Die Haut empfindlicher Menschen kann bei Kontakt mit der frischen Pflanze gereizt werden, was zu Rötungen führen kann, die durch Sonnenlicht verstärkt werden können.

Hustentees (Reizhusten) II
lindert Hustenreiz und fördert ungestörte Nachtruhe

Thymiankraut
Primelwurzel   zu gleichen Teilen
Spitzwegerichkraut

1 Eßlöffel auf ¼ Liter Wasser als Aufguß, 10 Minuten ziehen lassen, mehrmals täglich gut warm trinken. Erleichtert das Abhusten von fest sitzendem Sekret.

***

Anisfrüchte
Thymiankraut   zu gleichen Teilen
Lindenblüten

1 Eßlöffel auf ¼ Liter Wasser als Aufguß, 10 Minuten ziehen lassen, mehrmals täglich gut warm trinken. Erleichtert das Abhusten von fest sitzendem Sekret.

Teeaufguß als Gurgelmittel I

Kamillenblüten   15,00
Salbeiblätter   15,00
Odermennigkraut   10,00

1 Teelöffel auf 1 Tasse Wasser als Aufguß,
mehrmals täglich warm gurgeln.

***

Salbeiblätter
Kamillenblüten   zu gleichen Teilen
Spitzwegerich

1 Eßlöffel auf 1 Tasse Wasser als Aufguß,
30 Minuten ziehen lassen, mehrmals täglich
warm gurgeln. Wirkt entzündungshemmend,
leicht desinfizierend und schmerzlindernd.

Teeaufguß als Gurgelmittel II

Fenchelfrüchte	5,00
Blutwurz	15,00
Eichenrinde	15,00

1 Teelöffel mit 1 Tasse Wasser kalt ansetzen, einige Stunden ziehen lassen, dann kurz aufkochen. Mehrmals täglich warm gurgeln. Hilft auch bei Zahnfleisch- und Mundschleimhautentzündungen (Aphten).

Tees bei Mandelentzündungen I

Lindenblüten	20,00
Hagebuttenfrüchte	10,00
Heidelbeeren	10,00
Kamillenblüten	10,00

1 gehäufter Eßlöffel auf ¼ Liter Wasser als Aufguß, 1 Minute ziehen lassen, abseihen, bei Bedarf mit Honig süßen, täglich 2-3 Tassen schluckweise und mäßig warm trinken.

***

Huflattichblätter	15,00
Lindenblüten	15,00
Pfefferminzblätter	10,00
Kamillenblüten	10,00

1 gehäufter Eßlöffel auf ¼ Liter Wasser als Aufguß, 10 Minuten ziehen lassen, abseihen, schluckweise und mäßig warm trinken.

Tees bei Mandelentzündungen II

Enzianwurzel	10,00
Tausenguldenkraut	10,00
Schafgarbenkraut	10,00
Stechpalmenblätter	10,00
Weidenrinde	60,00

1 Eßlöffel mit 1 Tasse Wasser kochen, abseihen, täglich 1-3 x je 1 Tasse warm und schluckweise. Hilft bei fieberhafter Mandelentzündung.

***

Holunderblüten	20,00
Eukalyptusblätter	20,00
Chinarinde	20,00
Weidenrinde	40,00

1 Eßlöffel auf 1 Tasse Wasser als Aufguß, kurz ziehen lassen, abseihen, täglich 1-3 x 1 Tasse schluckweise und warm.

Tees bei Mandelentzündungen III

Fenchelfrüchte	5,00
Pfefferminzblätter	15,00
Kamillenblüten	15,00
Salbeiblätter	15,00

1 Teelöffel mit 1 Tasse kochendem Wasser übergießen, 5 Minuten ziehen lassen, abseihen, alle 2 Stunden lauwarm gurgeln.

Immunstärkender Tee

Bockshornkleekraut
Brennesselkraut
Hagebuttenbeeren
Schafgarbenkraut   zu gleichen Teilen
Tausengüldenkraut
Wacholderbeeren

1 Teelöffel mit 1 Tasse kochendem Wasser übergießen, 10 Minuten ziehen lassen, abseihen, täglich 1 Tasse, möglichst über 8 Wochen.

Schweißtreibende Tees

Lindenblüten
Holunderblüten
Kamillenblüten   zu gleichen Teilen
Dostenkraut
Majorankraut

1 Eßlöffel auf 1 Tasse Wasser als Aufguß,
täglich mehrere Tassen heiß trinken.

***

Lindenblüten	30,00
Holunderblüten	30,00
Kamillenblüten	40,00

1 Eßlöffel auf 1 Tasse Wasser als Aufguß,
täglich mehrere Tassen heiß trinken.

Tee bei Heuschnupfen

Faulbaumrinde
Melissenblätter
Odermennigkraut   zu gleichen Teilen
Pfefferminzblätter
Schöllkraut

1 Eßlöffel auf 1 Tasse Wasser als Aufguß, morgens und abends je 1 Tasse. Kann Symptome lindern.

Herz- Kreislauftees I

Besenginsterkraut	25,00
Schafgarbenkraut	15,00
Baldrianwurzel	10,00

1 Teelöffel auf 1 Tasse Wasser als Aufguß, 1-2 Tassen schluckweise tagsüber. Hilft bei Herzstolpern, Arrhythmien, Extrasystolen.

***

Besenginsterkraut	30,00
Herzgespannkraut	20,00
Melissenblätter	40,00
Pfefferminzblätter	10,00

2 Teelöffel auf 1 Tasse als Aufguß, 10 Minuten ziehen lassen, täglich 2-3 Tassen. Unterstützt die Reizleitung des Herzens.

Herz-Kreislauftees II

Baldrianwurzel
Lavendelblüten
Herzgespannkraut   zu gleichen Teilen
Kümmelfrüchte
Fenchelfrüchte

1 Teelöffel auf 1 Tasse als Aufguß, täglich 3 x 1 Tasse.
Beruhigt ein „nervöses" Herz.

***

Weißdornblüten	50,00
Schachtelhalmkraut	20,00
Vogelknöterichkraut	30,00

1 Teelöffel auf 1 Tasse Wasser als Aufguß, 15 Minuten ziehen lassen, tagsüber 1-2 Tassen, unterstützt einen schwachen Herzmuskel bei gleichzeitigen geringgradigen Unterschenkelschwellungen.

Herz- Kreislauftees III

Gänsefingerkraut	30,00
Weißdornblüten u. –früchte	20,00
Quendelkraut	20,00
Rautenblätter	10,00
Melissenblätter	10,00

1 Eßlöffel auf 1 Tasse Wasser als Aufguß, 10 Minuten ziehen lassen, abseihen, täglich 3 x 1 Tasse warm.
Wirkt unterstützend nach Herzinfarkt.

***

Gänsefingerkraut	30,00
Weißdornfrüchte	20,00
Bibernellwurzel	20,00
Melissenblätter	20,00
Engelwurz	5,00
Bergwohlverleihblüten	5,00

1 Eßlöffel auf 1 Tasse Wasser als Aufguß, 10 Minuten ziehen lassen, abseihen, täglich 2 x 1 Tasse schluckweise.
Wirkt unterstützend nach Herzinfarkt.

Herz- Kreislauftees IV

Weißdornblüten
Weißdornblätter zu gleichen Teilen
Goldrutenkraut

2 Teelöffel auf 1 Tasse Wasser als Aufguß, 10 Minuten ziehen lassen, täglich 2-3 Tassen als Kur. Unterstützt einen schwachen Herzmuskel (Altersherz).

***

Bergwohlverleihkraut	50,00
Weißdornblätter	50,00

2 Teelöffel auf 1 Tasse Wasser als Aufguß, 10 Minuten ziehen lassen, täglich 2-3 Tassen als Kur. Unterstützt das Altersherz.

Herz- Kreislauftees V

Birkenblätter
Hauhechelwurzel   zu gleichen Teilen
Besenginsterkraut

1 Teelöffel auf 1 Tasse Wasser als Aufguß, 15 Minuten ziehen lassen, 2-3 Tassen. Wirkt unterstützend bei Herzmuskelschwäche mit ausgeprägten Ödemen.

***

Gartenrautenkraut	10,00
Gänsefingerkraut	10,00
Mistelstiele	20,00
Schafgarbenkraut	30,00
Schachtelhalmkraut	30,00

1 Eßlöffel auf 1 Tasse Wasser, kalt ansetzen, dann aufkochen, täglich 2 Tassen. Unterstützt Herzkranke bei Attacken von Engegefühl (Angina pectoris).

Herz- Kreislauftees VI

Gänsefingerkraut	30,00
Weißdornblüten und –früchte	20,00
Quendelkraut	20,00
Rautenblätter	10,00
Melissenblätter	10,00

1 Eßlöffel auf 1 Tasse Wasser als Aufguß, 10 Minuten ziehen lassen, abseihen, täglich 3 x 1 Tasse warm. Vorbeugung und Nachbehandlung von Herzinfarkt, lindernd bei Engegefühl (Angina pectoris).

***

Gänsefingerkraut	30,00
Weißdornfrüchte	20,00
Bibernellwurzel	20,00
Melissenblätter	20,00
Engelwurz	5,00
Arnikablüten	5,00

1 Eßlöffel auf 1 Tasse Wasser als Aufguß, 10 Minuten ziehen lassen, abseihen, täglich 2 x 1 Tasse schluckweise. Vorbeugung u. Nachbehandlung von Herzinfarkt, lindernd bei Engegefühl (Angina pectoris).

Herz- Kreislauftees VII

Herzgespannkraut	20,00
Johanniskraut	15,00
Weißdornblüten	10,00
Bergwohlverleihkraut	10,00
Baldrianwurzel	5,00

2 Teelöffel auf ¼ Liter Wasser als Aufguß, 5 Minuten ziehen lassen, täglich 2-3 x 1 Tasse über 2-4 Wochen. Hilft gegen Verstimmung und Angstzuständen aufgrund von arteriosklerotischen Gefäßveränderungen.

***

Herzgespannkraut
Melissenblätter
Kümmelfrüchte   zu gleichen Teilen
Baldrianwurzel

1 Eßlöffel auf 1 Tasse Wasser als Aufguß, täglich 3 Tassen. Hilft bei Engegefühl (Angina pectoris).

Herz- Kreislauftees VIII

Pfefferminzblätter
Fenchelfrüchte
Schafgarbenkraut   zu gleichen Teilen
Engelwurz

1 Eßlöffel auf 1 Tasser Wasser als Aufguß, mehrere
Tassen ungesüßt bei im Oberbauch „festsitzender Luft"
(Roemheld-Syndrom).

***

Weißdornblüten	25,00
Schachtelhalmkraut	25,00
Mistelstiele	50,00

1 Eßlöffel auf 1 Tasse Wasser als Abkochung (Dekokt),
morgens und abends 1 Tasse. Hilft bei Kreislaufschwäche
(„niedriger Blutdruck").

Herz- Kreislauftees IX

Melissenblätter
Weißdornblätter und –blüten   zu gleichen Teilen
Gänsefingerkraut

1 Eßlöffel auf 1 Tasse Wasser als Aufguß.
Eignet sich gut als Abendtee.

Herz- Kreislauftees X

Mistelkraut
Weißdornblüten
Gartenraute   zu gleichen Teilen
Zinnkraut
Hirtentäschelkraut

3 Teelöffel von Mistelkraut mit 3 Tassen kaltem Wasser ansetzen und 8 Stunden ziehen lassen. Von den restlichen Kräutern 3 Teelöffel mit 3 Tassen kochendem Wasser übergießen, 5 Minuten ziehen lassen. Danach den kalten Mistelauszug mit dem restlichen warmen Aufguß mischen und abseihen. Tagsüber 3 Tassen warm trinken.
Unterstützend bei Angina pectoris.

Anmerkung:
Weitere Heilkräuter in der Kardiologie wie Meerzwiebel, Maiglöckchen, Fingerhut, Weißdorn, Adonisröschen, Uzara-Wurzel und Strophanthus seminii sind beim schwachen Herzmuskel sehr effektiv, eine Mischung sollte wegen der Gefahr toxischer Überdosierungen aber ausschließlich in der Apotheke erfolgen.

Tees bei Bluthochdruck I

Regelmäßige ärztliche sowie eigene Blutdruckkontrollen sind unerläßlich.

Baldrianwurzel
Weißdornblüten
Olivenblätter   zu gleichen Teilen
Mistelkraut
Indisches Schlangenholz

1 Eßlöffel auf 1 Tasse Wasser als Aufguß, morgens und abends je 1 Tasse warm trinken.

***

Baldrianwurzel
Weißdornblüten und –früchte
Schafgarbenkraut   zu gleichen Teilen
Kalmus
Indisches Schlangenholz.

1 Teelöffel auf 1 Tasse Wasser als Aufguß, morgens und abends warm trinken.

Tees bei Bluthochdruck II
Regelmäßige ärztliche sowie eigene Blutdruckkontrollen sind unerläßlich.

Johanniskraut	40,00
Schafgarbenkraut	30,00
Melissenblätter	25,00
Arnikablüten	5,00

1 Eßlöffel mit 1 Tasse Wasser 5 Minuten kochen lassen, abseihen, tagsüber schluckweise trinken.

Eignet sich besonders, wenn der Bluthochdruck eine nervöse Komponente hat.

Tees bei Arteriosklerose I

Alle hier genannten Tees können nur eine grundlegende ärztliche Therapie unterstützen. Sie sind kein Ersatz.

Arnikablüten	10,00
Mistelkraut	30,00
Melissenblüten	30,00
Johanniskraut	30,00

3 Teelöffel der Mistel mit 3 Tassen kaltem Wasser ansetzen, 8 Stunden ziehen lassen, von den übrigen Kräutern 3 Teelöffel mit 3 Tassen kochendem Wasser übergießen, 5 Minuten ziehen lassen, sodann den kalten Mikstelauszug mit dem warmen Aufguß mischen, abseihen, tagsüber 3 Tassen warm trinken.

***

Birkenblätter	100,00

3 Teelöffel mit ½ Liter kochendem Wasser aufgießen, 5 Minuten ziehen lassen, abseihen, über den Tag verteilt 3 Tassen warmen Tee, evtl mit Honig gesüßt, trinken.

Tees bei Arteriosklerose II

Alle hier genannten Tees können nur eine grundlegende ärztliche Therapie unterstützen. Sie sind kein Ersatz.

Kümmelfrüchte	10,00
Gartenraute	10,00
Baldrianwurzel	15,00
Melissenblätter	15,00
Weißdornblütem	20,00
Mistelkraut	20,00

3 Teelöffel Baldrianwurzel und Mistel mit 3 Tassen kaltem Wasser ansetzen, 8 Stunden ziehen lassen, von übrigen Kräutern 3 Teelöffel mit 3 Tassen kochendem Wasser übergießen, 5 Minuten ziehen lassen, sodann Ansatz und Aufguß mischen, abseihen, tagsüber 3 Tassen warm trinken.

Tees bei Arteriosklerose III
Alle hier genannten Tees können nur eine grundlegende ärztliche Therapie unterstützen. Sie sind kein Ersatz.

Weißdornblüten	20,00
Weißdornfrüchte	20,00
Mistelkraut	20,00
Schachtelhalmkraut	15,00
Knoblauch	15,00
Arnikablüten	10,00
Schafgarbe	100,00

2 Teelöffel der Mistel mit 2 Tassen kaltem Wasser ansetzen, 8 Stunden ziehen lassen, von übrigen Kräutern 2 Teelöffel mit 2 Tassen kochendem Wasser übergießen, 5 Minuten ziehen lassen, kalten Auszug mit warmem Aufguß mischen, abseihen, tagsüber schluckweise 2 Tassen warmen Tee trinken.

Tees bei Arteriosklerose IV

Alle hier genannten Tees können nur eine grundlegende ärztliche Therapie unterstützen. Sie sind kein Ersatz.

Gartenraute	10,00
Gänsefingerkraut	10,00
Mistelkraut	20,00
Schafgarbenkraut	30,00
Schachtelhalmkraut	30,00

3 Teelöffel Mistel mit 3 Tassen kaltem Wasser aufsetzen, 8 Stunden ziehen lassen, von den übrigen Kräutern 3 Teelöffel mit 3 Tassen kochendem Wasser übergießen, 5 Minuten ziehen lassen, kalten Mistelauszug mit heißem Aufguß mischen, abseihen, tagsüber schluckweise 3 Tassen warm trinken.

Tees bei Venenbeschwerden I

Schwaches Bindegewebe mit der Folge von Venenschwäche läßt sich nicht heilen, sondern nur die Symptome können gelindert und damit das Fortschreiten in eine Erkrankung („offene Beine") verhindert werden.

Waldmeisterkraut	20,00
Weinrautenkraut	30,00
Mariendistelkraut	30,00
Weißdornblätter und –blüten	20,00

1 Eßlöffel auf 1 Tasse Wasser als Aufguß, täglich verteilt 3 Tassen.

***

Gierschwurzel	100,00

2 Eßlöffel frisch zerkleinerte Gierschwurzel mit ¼ Liter kochendem Wasser übergießen, 5 Minuten ziehen lassen, 3 Tassen täglich. Unterstützt bei Krampfadern.

Achtung: Der Kontakt mit der frischen Pflanze kann bei empfindlichen Menschen zu Hautrötungen führen, die bei Sonnenlicht noch verstärkt werden können.

Tees bei Venenbeschwerden II

Schwaches Bindegewebe mit der Folge von Venenschwäche läßt sich nicht heilen, sondern nur die Symptome können gelindert und damit das Fortschreiten in eine Erkrankung („offene Beine") verhindert werden.

Steinkleekraut	50,00
Erdrauchkraut	30,00
Schafgarbenkraut	20,00

1 Eßlöffel auf 1 Tasse Wasser als Aufguß, täglich verteilt 3 Tassen.

***

Engelwurz	40,00
Faulbaumrinde	30,00
Steinkleekraut	20,00
Enzianwurzel	10,00

1 Eßlöffel auf 2 Tassen Wasser abkochen. Für jede weitere Tasse dieses wiederholen, sodaß täglich 3 Tassen vor den Mahlzeiten über 3-4 Wochen getrunken werden. Wirkt günstig auf Hämorrhoiden.

Tees bei Venenbeschwerden III

Schwaches Bindegewebe mit der Folge von Venenschwäche läßt sich nicht heilen, sondern nur die Symptome können gelindert und damit das Fortschreiten in eine Erkrankung („offene Beine") verhindert werden.

Steinkleekraut
Weinrautenblätter   zu gleichen Teilen

2 Teelöffel auf 1 Tasse Wasser als Aufguß, 15 Minuten ziehen lassen. „Krampfaderntee".

Nerventees I

*Sind auch geeignet bei den Indikationen Nervosität,
Kopfschmerzen, Migräne, Schlafstörungen, Abgespanntheit.*

Pfefferminzblätter	60,00
Bitterkleeblätter	25,00
Baldrianwurzel	15,00

1 Eßlöffel auf 1 Tasse als Aufguß,
morgens und abends 1 Tasse.

***

Heidekrautblüten
Beifußkraut   zu gleichen Teilen

1 Eßlöffel auf 1 Tasse Wasser als Aufguß,
1 Tasse vor dem Schlafengehen.

***

Hopfenblüten   100,00

2 gehäufte Teelöffel auf ¼ Liter Wasser als Aufguß,
15 Minuten ziehen lassen, 2 x täglich 1 Tasse
oder ½ Stunde vor dem Schlafengehen.

Nerventees II
Sind auch geeignet bei den Indikationen Nervosität, Kopfschmerzen, Migräne, Schlafstörungen, Abgespanntheit.

Baldrianwurzel, zerkleinert   100,00

2 Teelöffel mit ¼ Liter kaltem Wasser übergießen und 10-12 Stunden stehenlassen. 2-3 x täglich 1 Tasse erwärmt.

***

Baldrianwurzel
Hopfenblüten   zu gleichen Teilen

1 gehäufter Teelöffel auf 1 Tasse Wasser als Aufguß, 1 Tasse vor dem Schlafengehen (kann gesüßt werden).

***

Melissenblätter
Baldrianwurzel   zu gleichen Teilen

2 Teelöffel auf ¼ Liter Wasser als Aufguß, 1 Stunde zugedeckt ziehen lassen, abseihen, bei Bedarf 1 Tasse gut warm.

Nerventees III
Sind auch geeignet bei den Indikationen Nervosität, Kopfschmerzen, Migräne, Schlafstörungen, Abgespanntheit.

Baldrianwurzel	
Hopfenblüten	zu gleichen Teilen
Weißdornblätter und –blüten	

1 Teelöffel auf 1 Tasse Wasser als Aufguß, 15 Minuten ziehen lassen, 1 Tasse vor dem Schlafengehen.

***

Baldrianwurzel	40,00
Passionsblumenkraut	30,00
Melissenblätter	30,00

1 gehäufter Teelöffel auf 1 Tasse Wasser als Aufguß, 10-15 Minuten ziehenlassen, täglich bis zu 3 Tassen frischen Tee trinken.

Nerventees IV
Sind auch geeignet bei den Indikationen Nervosität,
Kopfschmerzen, Migräne, Schlafstörungen, Abgespanntheit.

Baldrianwurzel	40,00
Hopfenzapfen	20,00
Melissenblätter	15,00
Pfefferminzblätter	15,00
Pomeranzenschalen	10,00

1 gehäufter Teelöffel auf 1 Tasse Wasser als Aufguß, bedeckt 10 Minuten ziehen lassen, täglich bis zu 5 Tassen frisch zubereiteten Tee trinken, vor allem abends 2 Tassen ca. 30 Minuten vor dem Schlafengehen.

***

Rote, weiße, gelbe Taubnessel	100,00

2 Teelöffel getrocknete Blüten mit 250ml kochendem Wasser übergießen, 15 Minuten ziehen lassen.
Hilft bei Schlaflosigkeit.

Tees bei Erschöpfungsgefühl (Burn-out) I

Lavendelblüten	20,00
Pfefferminzblätter	20,00
Baldrianwurzel	20,00
Bitterkleeblätter	40,00

1 Eßlöffel auf 1 Tasse Wasser als Aufguß,
3 x täglich 1 Tasse warm.

***

Baldrianwurzel
Hopfenblüten
Melissenblätter   zu gleichen Teilen
Lavendelblüten
Kamillenblüten

1 Eßlöffel auf 1 Tasse Wasser als Aufguß,
morgens und abends je 1 Tasse.

Tees bei Erschöpfungsgefühl (Burn-out) II

Wermutkraut	10,00
Waldmeisterkraut	25,00
Weißdornblüten	30,00
Schlangenwurz	35,00

1-2 Teelöffel auf 1 Tasse Wasser als Aufguß, täglich 2 x 1 Tasse.

***

Melissenblätter	20,00
Rosmarinblätter	20,00
Baldrianwurzel	30,00
Johanniskraut	30,00

1 Teelöffel mit 1 Tasse Wasser 5 Minuten kochen, abseihen, tagsüber schluckweise trinken.

Tees bei Erschöpfungsgefühl (Burn-out) III

Berberitzenfrüchte u. ‑wurzelrinde
Enzianwurzel
Fichtennadeln
Ginsengwurzel   zu gleichen Teilen
Sandornbeeren
Tausenguldenkraut
Wermutkraut

2 Eßlöffel auf ½ Liter Wasser als Aufguß, 15-20 Minuten ziehen lassen, abseihen, morgens und abends je 1 Tasse warm trinken.

***

Baldrianwurzel
Holunderblüten
Johanniskraut
Lavendelblüten   zu gleichen Teilen
Lindenblüten
Kamillenblüten

3 Teelöffel auf 3 Tassen Wasser 5-10 Minuten kochen, abseihen, tagsüber 3 Tassen warm.

Tee bei Wetterfühligkeit („Föhnwetter")

Lavendelblüten
Weißdornblüten u. –blätter
Schlüsselblumenblüten
Johanniskraut   zu gleichen Teilen
Schafgarbenkraut
Melissenblätter

1 Teelöffel auf ½ Liter Wasser als Aufguß,
5 Minuten ziehen lassen, täglich 2-3 Tassen.

Tees bei Depressionen

Gemeint sind hier momentane Gefühle von Traurigkeit. Echte Depressionen müssen ärztlich behandelt werden. Tees können hier nicht helfen.

Johanniskraut
Hopfenfruchtzapfen
Baldrianwurzel   zu gleichen Teilen
Melissenkraut

1 Eßlöffel auf 1 Tasse Wasser als Aufguß, kurz ziehen lassen, jeweils 1 Stunde nach einer Mahlzeit trinken.

***

Fenchelfrüchte
Lindenblüten
Salbeiblüten   zu gleichen Teilen
Pfferminzblätter
Schafgarbenkraut

3 Teelöffel mit ½ Liter kochendem Wasser aufgießen, 5 Minuten ziehen lassen, abseihen, über den Tag verteilt schluckweise 2 – 3 Tassen warm trinken. Besonders bei Angstzuständen.

Tees bei „Winter-Blues"

Johanniskraut kann allergisierend wirken.
Es kann zudem etliche Medikamente ungünstig beeinflussen.

Johanniskraut
Melissenblätter
Passionsblumenkraut　　　　　　　zu gleichen Teilen
Hibiscusblüten

1 Eßlöffel auf 1 Tasse Wasser als Aufguß, kurz ziehen lassen, mehrmals täglich schluckweise trinken.

***

Johanniskraut	20,00
Melissenkraut	20,00
Pomeranzenschalen	20,00
Balsamkraut	10,00
Kaktusblüten	15,00
Kalifornischer Mohn	15,00

1 Eßlöffel auf 1 Tasse Wasser als Aufguß, 10 Minuten ziehen lassen, abseihen, mit Honig süßen, täglich 2-4 Tassen. Schwangere sollten Balsamkraut weglassen.

Tee bei Ohrgeräuschen (Tinnitus)

Rote, weiße, gelbe Taubnessel   100,00

2 Teelöffel getrocknete Blüten mit 250ml kochendem Wasser übergießen, 15 Minuten ziehen lassen. Für eine Tagesdosis die dreifache Menge (= 3 Gramm) verwenden.

Unterstützung beim „Weghören" der Ohrgeräusche.

Tees bei schwacher Bauchspeicheldrüse (= exokrine Pankreasinsuffizienz)

Symptome sind u.a. Blähungen, Völlegefühl, klebriger Stuhl („Fettstuhl"), Abneigung gegen fetthaltige Speisen.

Löwenzahnwurzel mit –kraut	10,00
Wegwartenwurzel	10,00
Wermutkraut	10,00
Kümmelfrüchte	30,00
Anisfrüchte	30,00
Krauseminzeblätter	10,00

1 Teelöffel auf 1 Tasse Wasser, kurz aufkochen, morgens und abends 1 Tasse mit etwas Milchzucker (Apotheke).

***

Löwenzahnwurzel mit –kraut	50,00
Wegwartenwurzel	20,00
Schafgarbenkraut	30,00

1 Teelöfel auf 1 Tasse Wasser, kurz aufkochen und 15 Minuten ziehen lassen, täglich 3 Tassen.

Diabetiker-Tees I

Stimulieren die Insulinsekretion und mindern eine Insulinresistenz.

Brennesselkraut
Geißrautenkraut   zu gleichen Teilen
Löwenzahnwurzel mit –kraut

1 Eßlöffel auf 1 Tasse Wasser, kurz aufkochen und 10 Minuten ziehen lassen, immer 1 Tasse vor den Mahlzeiten als Kur.

***

Frauenmantelkraut
Geißrautenkraut
Schafgarbenkraut   zu gleichen Teilen
Erdrauchkraut

1 Eßlöffel auf 1 Tasse Wasser als Aufguß, täglich 3-4 Tassen kurmäßig.

Diabetiker-Tees II
Stimulieren die Insulinsekretion und mindern eine Insulinresistenz.

Heidelbeerblätter
Jambulbaumrinde
Löwenzahnwurzel und –kraut   zu gleichen Teilen
Wegwartenwurzel
Süßholzwurzel

1 Teelöffel auf 1 Tasse Wasser, 3 Minuten kochen lassen, täglich mehrmals 1 Tasse als Kur.

***

Geißrautenkraut   100,00

1 Eßlöffel auf 1 Tasse Wasser als Aufguß, täglich vor den Mahlzeiten 3 x 1 Tasse.

Diabetiker-Tees III
Stimulieren die Insulinsekretion und mindern eine Insulinresistenz.

Heidelbeerblätter	
Bohnenschalen (zerschnitten)	
Geißrautenkraut	zu gleichen Teilen
Geißrautensamen	
Pfefferminzblätter	

2 Eßlöffel auf 1 ½ Liter Wasser als Aufguß, 20 Minuten ziehen lassen, abseihen, täglich 3-4 x 1 Tasse, 14 Tage lang, dann 14 Tage Pause, dann wieder Tee usw...

Über die Anzahl der Wiederholungen unbedingt Rat in der Apotheke holen.

Diabetiker-Tees IV

Stimulieren die Insulinsekretion und mindern eine Insulinresistenz.

Heidelbeerblätter
Bohnenschalen (zerschnitten)
Geißrautenkraut   zu gleichen Teilen
Geißrautensamen
Löwenzahnwurzel und –kraut

2 Eßlöffel auf 1 Liter Wasser als Aufguß, 20 Minuten ziehen lassen, abseihen, täglich 2-3 x 1 Tasse 14 Tage lang, dann 14 Tage Pause, dann wieder Tee usw...

Über die Anzahl der Wiederholungen unbedingt Rat in der Apotheke holen.

Leber-Galle-Tees I

Andornkraut	20,00
Pfefferminzblätter	10,00
Löwenzahnwurzel	10,00
Wermutkraut	10,00

2 Teelöffel auf ¼ Liter Wasser als Aufguß, zugedeckt 10 Minten ziehen lassen, abseihen, 3 x täglich schluckweise und mäßig warm 1 Tasse.

Hilft bei Gallenbeschwerden und bei Gallengrieß und –steinen (abhängig von deren Lage).

***

Mariendistelsamen	50,00
Löwenzahnwurzel und –kraut	20,00
Kümmelfrüchte	20,00
Faulbaumrinde	10,00

1 Teelöffel auf 1 Tasse Wasser, 3 Minuten kochen. Tagsüber schluckweise 2 Tassen trinken oder 3 ½ Tassen jeweils vor dem Essen.

Leber-Galle-Tees II

Kalmuswurzelstock	10,00
Andornkraut	20,00
Berberitzenkraut	20,00
Odermennigkraut	20,00
Schafgarbenkraut	30,00

1 Eßlöffel auf 1 Tasse Wasser als Aufguß, 5 Minuten ziehen lassen, 3 x täglich 1 Tasse ½ Stunde vor den Mahlzeiten. Hilft bei Fettleber Leberstauung zu verhindern.

***

Mariendistelfrüchte	100,00

1 Teelöffel auf ¼ Liter Wasser als Aufguß, 10-20 Minuten ziehen lassen, abseihen, morgens nüchtern 1 Tasse heiß und schluckweise trinken sowie jeweils ½ Stunde vor dem Mittagessen und abends vor dem Zubettgehen.

Der Tee kann mit Pfefferminztee gemischt werden (Geschmacksverbesserung). Wirkt leberschützend und hilft der Leberregeneration.

Leber-Galle-Tees III

Boldoblätter	30,00
Bitterholz	10,00
Schöllkraut	15,00
Fenchelfrüchte	15,00
Anisfrüchte	20,00
Wüstenlilie (Aloe)	10,00

½ -1 Teelöffel auf 1 Tasse Wasser nach dem kombinierten Verfahren (Nr. 4). Abends 1 Tasse über die Dauer von 6 Wochen. Da die Schöllkraut-Alkaloide zwar sehr effektiv, jedoch leicht giftig sind, wird vor zu häufiger Anwendung und zu hoher Dosierung gewarnt.

***

Gelbwurzwurzelstock	70,00
Kalmuswurzel	30,00

1 Eßlöffel auf 1 Tasse Wasser, 3 Minuten kochen lassen, 3 x täglich 1 Tasse als Kur über mindestens 6 Wochen.

Leber-Galle-Tees IV

Boldoblätter	40,00
Schöllkraut	20,00
Wegwartenwurzel	20,00
Lavendelblüten	20,00

2 Teelöffel auf 1 Tasse Wasser als Aufguß, 15 Minuten ziehen lassen, kurmäßig 3 x täglich 1 Tasse über 4-6 Wochen. Da die Schöllkraut-Alkaloide zwar sehr effektiv, jedoch leicht giftig sind, wird vor zu häufiger und zu hoher Dosierung gewarnt.

***

Rhabarberwurzel	10,00
Andornkraut	20,00
Odermennigkraut	20,00
Pfefferminzblätter	50,00

1 Eßlöffel auf 1 Tasse Wasser als Aufguß, 2 x täglich 1 Tasse ½ Stunde vor dem Essen.

Leber-Galle-Tees V

Mariendistelsamen	30,00
Pfefferminzblätter	30,00
Schafgarbenkraut	20,00
Katzenpfötchenblüten	20,00

1 Teelöffel auf 1 Tasse Wasser als Aufguß, 10 Minuten ziehen lassen, über mehrere Wochen morgens und abends 1 Tasse. Daueranwendung ist wirksamer Leberschutz.

***

Langfadenblätter (Combreti p.)	10,00
Blüten vom gelben Katzenpfötchen	10,00
Wermutkraut	5,00
Odermennigkraut	20,00
Erdrauchkraut	10,00
Schafgarbenkraut	15,00
Engelwurz	10,00
Löwenzahnwurzel und –kraut	10,00
Gelbwurzwurzelstock	10,00

1 Teelöffel auf 1 Tasse Wasser als Aufguß. 15 Minuten ziehen lassen, täglich 2 Tassen ungesüßt, beste Tageszeit: 14 Uhr. Bei chronischen Lebererkrankungen und als Leberschutz.

Magen-Tees I

Bitterkleeblätter	50,00
Tausenguldenkraut	30,00
Wermutkraut	20,00

½ Teelöffel auf 1 Tasse Wasser als Aufguß.
Immer ½ Stunde vor den Mahlzeiten. Ist ein Bittertee und regt die Produktion von Magensaft an.

***

Engelwurz	30,00
Enzianwurzel	10,00
Schafgarbenlraut	40,00
Andornkraut	20,00

1 Teelöfel auf 1 Tasse Wasser als Aufguß,
½ Stunde vor den Mahlzeiten, wirkt appetitanregend.

Magen-Tees II

Gänsefingerkraut	40,00
Ringelblumenblüten	20,00
Fenchelfrüchte	10,00
Kamillenblüten	30,00

1 Teelöffel auf 1 Tasser Wasser als Aufguß, mehrmals täglich warm (nicht heiß) und ungesüßt trinken. Hilft bei leichter Magenschleimhautentzündung.

***

Gänsefingerkraut
Kamillenblüten   zu gleichen Teilen

1 Teelöffel auf 1 Tasse Wasser als Aufguß, mehrmals täglich warm (nicht zu heiß) und ungesüßt trinken. Hilft bei akuter Magenschleimhautentzündung.

Magen-Tees III

Engelwurz	30,00
Quendelkraut	20,00
Pfefferminzblätter	10,00
Süßholzwurzel	10,00
Fenchelfrüchte	20,00

1 Teelöffel aus 1 Tasse Wasser als Aufguß, 10 Minuten ziehen lassen, täglich 1 Tasse nach einer Mahlzeit, ungesüßt.

***

Kamillenblüten	50,00
Pfefferminzblätter	30,00
Melissenblätter	15,00
Kalmuswurzelstock	5,00

1 Eßlöffel auf 1 Tasse Wasser als Aufguß, 10 Minuten ziehen lassen, trinken bei Bedarf. Hilft gegen „nervösen Magen".

Magen-Tees IV

Bitterklee	20,00
Tausendguldenkraut	20,00
Wermutkraut	20,00
Pfefferminzblätter	40,00

1 Teelöffel auf 1 Tasse Wasser als Aufguß, vor den Mahlzeiten trinken. Wirkt appetitanregend.

***

Fenchelfrüchte	50,00
Tausenguldenkraut	50,00

1 Teelöffel auf 1 Tasse Wasser als Aufguß, 10 Minuten ziehen lassen, abseihen, 2-3 x täglich 1 Tasse, am besten ½ Stunde vor den Mahlzeiten. Regt die Bildung von Magensäften an.

Magen-Tees V

Baldrianwurzel
Eichenrinde
Eibischwurzel   zu gleichen Teilen
Heildelberen
Kamillenblüten

1 Eßlöffel auf 1 Tasse Wasser als Aufguß, 3 x täglich 1 Tasse.
Hilft bei einfachem Katarrh der Magen-Darm-Region.

***

Anisfrüchte
Enziankraut
Pfefferminzblätter   zu gleichen Teilen
Tausengüldenkraut
Wermutkraut

3 Teelöffel mit ½ Liter kochendem Wasser aufgießen,
5 Minuten ziehen lassen, abseihen, 3 x täglich 1 Tasse
warm trinken. Hilft gegen Aufstoßen infolge großer
Luftbildung im Magen.

Magen-Tees VI

Anisfrüchte	40,00
Kümmelfrüchte	30,00
Pfefferminzblätter	30,00

3 Teelöffel mit ½ Liter kochendem Wasser aufgießen, 5 Minuten ziehen lassen, abseihen, mit dem warmen Tee gurgeln und mehrmals täglich den Mund spülen. Hilft gegen Mundgeruch, der seine Ursache im Magen hat.

Tee bei Übelkeit
(Reisekrankheit, Schwangerschaftserbrechen)

Ingwer (frisch!)   6 dünne Scheiben

Ingwer in 2 Tassen kochendes Wasser geben, mindestens
10 Minuten (bis 30 Minuten möglich) ziehen lassen,
danach evtl. süßen (z. B. Honig) und mit frischem
Zitronensaft abschmecken, falls dies vertragen wird.

Abführtees I
Dürfen nur vorrübergehend angewandt werden, sonst Gefahr der Darmschädigung.

Fenchelfrüchte	
Sennesblätter	zu gleichen Teilen
Süßholzwurzel	

1-2 Teelöffel mit 1 Tasse Wasser kurz aufkochen, abends 1 Tasse vor dem Zubettgehen.

Achtung: Diesen Tee nicht süßen, da er sonst wirkungslos wird.

***

Faulbaumrinde	20,00
Kümmelfrüchte	10,00
Kalmus	5,00
Tausendguldenkraut	5,00

1-2 Teelöffel mit ¼ Liter kaltem Wasser übergießen, 12 Stunden ziehen lassen, dann abseihen. Abends 1 Tasse lauwarm trinken. Bei zusätzlich starken Blähungen muß der Kümmel zerstoßen oder zerquetscht zur Teemischung gegeben werden.

Abführtees II
*Dürfen nur vorübergehend angewandt werden,
sonst Gefahr der Darmschädigung.*

Gierschblätter 100,00

2 Eßlöffel frisch zerkleinerte Blätter mit ¼ Liter kochendem Wasser übergießen, 5 Minuten ziehen lassen, je nach Schwere der Symptome 3 – 6 Tassen täglich.

***

Kümmelfrüchte	20,00
Sennesblätter	20,00
Pfefferminzblätter	30,00
Faulbaumrinde	30,00

1 Teelöffel auf 1 Tasse als Aufguß, abends 1-2 Tassen, wirkt milde.

Abführtees III
*Dürfen nur vorrübergehend angewandt werden,
sonst Gefahr der Darmschädigung.*

Faulbaumrinde	30,00
Stiefmütterchenkraut	40,00
Schlehenblüten	30,00

1 Teelöffel auf 1 Tasse Wasser als Aufguß, auch geeignet, wenn Verstopfung mit unreiner Haut einhergeht.

Tee gegen Spulwürmer
Kommen heute gelegentlich noch bei Kleinkindern (Kindergarten) vor.

Kamillenblüten	10,00
Sennesblätter	10,00
Rainfarnblüten	20,00
Wermutskraut	60,00

1 Eßlöffel auf 1 Tasse Wasser als Abkochung, morgens und abends je ½ Tasse warm. Treibt Spulwürmer aus.

Tees bei Durchfall I

Teeblätter (schwarzer Tee)
Melissenblätter
Fenchelfrüchte (gequetscht)   zu gleichen Teilen
Tausenguldenkraut

2 Teelöffel auf 1 Tasse als Aufguß, 10-30 Minuten ziehen lassen. Die stopfende Wirkung verstärkt sich mit der Dauer des Ziehenlassens. Wirkung auch bei hartnäckigen oder immer wiederkehrenden Durchfällen, dann jedoch Ursachen unbedingt ärztlich abklären lassen!

***

Blutwurz	50,00
Engelwurz	20,00
Pfefferminzblätter	30,00

1 Teelöffel auf 1 Tasse Wasser als Aufguß, 10 Minuten ziehen lassen, täglich 2-3 Tassen.

Tees bei Durchfall II

Kamillenblüten
Pfefferminzblätter   zu gleichen Teilen

1 Teelöffel auf 1 Tasse Wasser als Aufguß,
täglich 1-3 Tassen warm trinken.

***

Brombeerblätter
Kamillenblüten
Odermennigkraut   zu gleichen Teilen
Pfefferminzblätter
Salbeiblätter

1 Eßlöffel auf 1 Tasse Wasser als Aufguß,
täglich 1 Tasse warm ½ Stunde vor den Mahlzeiten.
Hat stopfende und entkrampfende Wirkung.

Tees bei Durchfall III

Baldrianwurzel
Eichenrinde
Hopfenblüten   zu gleichen Teilen
Quendelkraut
Blutwurz

2 Teelöffel auf 1 Tasse Wasser als Abkochung,
täglich 3 x 1 Tasse schluckweise.

Tees bei Dickdarmentzündung (Divertikulitis)

Beinwellwurzel	30,00
Eibischwurzel	30,00
Leinsamen	40,00

1 Eßlöffel auf 1 Tasse Wasser als Aufguß, 3-5 Minuten ziehen lassen (bis man eine Schleimbildung sieht), dann trinken. Wirkt schleimhautschützend.

***

Arnikablüten	5,00
Bärlappkraut	5,00
Kamillenblüten	10,00
Odermennigkraut	10,00
Pfefferminzblätter	10,00
Ackerschachtelhalmkraut	10,00
Süßholzwurzel	10,00
Wermutkraut	10,00
Eichenrinde	15,00
Blutwurz	15,00

1 Eßlöffel mit 1 Tasse Wasser abkochen, täglich schluckweise 1-3 Tassen. Wirkt beruhigend auf die Darmbewegungen.

Tees gegen Blähungen I

Blähungen, die nicht vorrübergehend und auf eine Ursache zurückzuführen sind (Kohl, rohe Zwiebeln, frischer Hefeeig u. a.), gehören ärztlich abgeklärt, weil sich dahinter ernste Erkrankungen verbergen können.

Kümmelfrüchte	
Fenchelfrüchte	
Pfefferminzblätter	zu gleichen Teilen
Kamillenblüten	

1-2 Teelöffel auf 1 Tasse Wasser als Aufguß, 10 Minuten ziehen lassen, nach den Mahlzeiten 1 Tasse schluckweise und langsam trinken.

***

Kamillenblüten	
Pfefferminzblätter	
Baldrianwurzel	zu gleichen Teilen
Kümmelfrüchte	
Anisfrüchte	

3 Teelöffel mit 3 Tassen Wasser 5 – 10 Minuten kochen, abseihen, tagsüber 3 Tassen warm trinken.

Tees gegen Blähungen II

Blähungen, die nicht vorübergehend und auf eine Ursache zurückzuführen sind (Kohl, rohe Zwiebeln, frischer Hefeeig u. a.), gehören ärztlich abgeklärt, weil sich dahinter ernste Erkrankungen verbergen können.

Fenchelfrüchte	30,00
Kümmelfrüchte	30,00
Engelwurz	30,00
Malvenblüten	5,00
Kornblumenblüten	5,00

2 Teelöffel auf 1 Tasse Wasser als Aufguß, 10 Minuten zugedeckt ziehen lassen, täglich 3-4 Tassen frisch zubereiteten Tee zwischen den Mahlzeiten.

***

Baldrianwurzel
Kümmelfrüchte
Pfefferminzblätter   zu gleichen Teilen
Kamillenblüten

2 Teelöffel auf 1 Tasse Wasser als Aufguß, 10 Minuten zugedeckt ziehen lassen, täglich 3-4 Tassen frisch zubereiteten Tee zwischen den Mahlzeiten.

Tees gegen Blähungen III

Blähungen, die nicht vorrübergehend und auf eine Ursache zurückzuführen sind (Kohl, rohe Zwiebeln, frischer Hefeeig u. a.), gehören ärztlich abgeklärt, weil sich dahinter ernste Erkrankungen verbergen können.

Kümmelfrüchte
Fenchelfrüchte   zu gleichen Teilen
Anisfrüchte

1 gehäufter Teelöffel auf ¼ Liter Wasser als Aufguß, 10 Minuten ziehen lassen, 3 x täglich 2-5 Tassen ungesüßt.

***

Faulbaumrinde	20,00
Kümmelfrüchte	10,00
Kalmus	5,00
Tausenguldenkraut	5,00

1-2 Tassen mit ¼ Liter kaltem Wasser übergießen, 12 Stunden ziehen lassen, dann abseihen, abends 1 Tasse trinken. Bei starken Blähungen kann man den Kümmel zerstoßen oder quetschen.

Tees gegen Blähungen IV

Blähungen, die nicht vorübergehend und auf eine Ursache zurückzuführen sind (Kohl, rohe Zwiebeln, frischer Hefeeig u. a.), gehören ärztlich abgeklärt, weil sich dahinter ernste Erkrankungen verbergen können.

rote und weiße Taubnessel   100,00

2 Teelöffel getrocknete Blüten mit 250ml kochendem Wasser übergießen, 15 Minuten ziehen lassen. Für eine Tagesdosis die dreifache Menge (= 3 Gramm) verwenden).

Blasen- und Nierentees I

Bei Schmerzen in der Nierengegend und/oder beim Wasserlassen, bei geringen Ausscheidungsmengen im Vergleich zur aufgenommenen Flüssigkeit pro Tag ist vor einer Teetherapie unbedingt eine urologische oder auch nephrologische Praxis aufzusuchen.

Birkenblätter	30,00
Bärentraubenblätter	30,00
Schachtelhalm	20,00
Goldrutenkraut	20,00

1 Teelöffel auf 1 Tasse Wasser als Aufguß, mehrmals täglich 1 Tasse. Fördert die Harnausscheidung. Wegen des Arbutin-Gehalts Bärentraubenblätter nie länger als 1 Woche und 5 x Jahr einsetzen!

***

Goldrutenkraut	100,00

1-2 Teelöffel mit ¼ Liter Wasser übergießen, bis zum Sieden erhitzen, dann 2 Minuten ziehen lassen, täglich 3 Tassen.

Blasen- und Nierentees II

Bei Schmerzen in der Nierengegend und/oder beim Wasserlassen, bei geringen Ausscheidungsmengen im Vergleich zur aufgenommenen Flüssigkeit pro Tag ist vor einer Teetherapie unbedingt eine urologische oder auch nephrologische Praxis aufzusuchen.

Goldrutenkraut	70,00
Petersilienkraut	20,00
Wacholderbeeren	10,00

2 Teelöffel auf 1 Tasse Wasser als Aufguß, 10 Minuten ziehen lassen, täglich 3 x 1 Tasse, nicht länger als 3 Wochen. Fördert die Harnausscheidung (Diurese).

***

Hopfenblüten	10,00
Johanniskraut	10,00
Buccoblätter	10,00
Melissenblätter	10,00
Hagebuttenschalen	60,00

1 Teelöffel auf 1 Tasse Wasser als Aufguß, täglich mehrmals 1 Tasse. Hilft bei nervöser Reizblase.

Blasen- und Nierentees III

Bei Schmerzen in der Nierengegend und/oder beim Wasserlassen, bei geringen Ausscheidungsmengen im Vergleich zur aufgenommenen Flüssigkeit pro Tag ist vor einer Teetherapie unbedingt eine urologische oder auch nephrologische Praxis aufzusuchen.

Sandelholz (weißes)	20,00
Bärentraubenblätter	30,00
Kubebenpfeffer	10,00
Schachtelhalm	30,00
Hagebuttenschale	10,00

1 Eßlöffel auf 1 Tasse Wasser kurz aufkochen, täglich 2-3 Tassen. Hilft gegen Harnröhrenentzündung. Wegen des Arbutin-Gehalts Bärentraubenblätter nie länger als 1 Woche und höchstens 5 x Jahr einsetzen!

***

Merrettichwurzel	
Kapuzinerkresse	zu gleichen Teilen
Sonnenhut, roter	

1 Teelöffel auf 1 Tasse Wasser als Aufguß, 10-15 Minuten ziehen lassen, täglich mehrmals 1 Tasse gut warm trinken. Hilft gegen Blasenentzündung und stärkt die lokale Abwehr.

Blasen- und Nierentees IV

Bei Schmerzen in der Nierengegend und/oder beim Wasserlassen, bei geringen Ausscheidungsmengen im Vergleich zur aufgenommenen Flüssigkeit pro Tag ist vor einer Teetherapie unbedingt eine urologische oder auch nephrologische Praxis aufzusuchen.

Wacholderbeeren	60,00
Fenchelfrüchte	20,00
Süßholzwurzel	20,00

1 Teelöffel auf 1 Tasse Wasser als Aufguß, dann kurz nachkochen lassen. Täglich mehrere Tassen. Fördert die Entwässerung (Diurese).

***

Birkenblätter	20,00
Katzenbartblätter	20,00
Goldrutenkraut	20,00
Bärentraubenblätter	30,00
Pfefferminzblätter	10,00

2-3 Teelöffel auf 1 Tasser Wasser als Aufguß, 10 Minuten ziehen lassen, täglich 3-5 Mal lauwarm trinken. Hilft bei Blasenentzündung. Wegen des Arbutin-Gehalts Bärentraubenblätter längstens 1 Woche und höchstens 5 x Jahr anwenden!

Blasen- und Nierentees V

Bei Schmerzen in der Nierengegend und/oder beim Wasserlassen, bei geringen Ausscheidungsmengen im Vergleich zur aufgenommenen Flüssigkeit pro Tag ist vor einer Teetherapie unbedingt eine urologische oder auch nephrologische Praxis aufzusuchen.

Birkenblätter	
Bärentraubenblätter	
Maisgriffel	zu gleichen Teilen
Süßholzwurzel	
Queckenwurzel	

1 Eßlöffel mit 1 Tasse Wasser aufkochen, täglich 2-3 x 1 Tasse gut warm. Wegen des Arbutin-Gehalts Bärentraubenblätter längstens 1 Woche und höchstens 5 x Jahr anwenden!

***

Birkenblätter	30,00
Brennesselkraut	30,00
Schachtelhalmkraut	20,00
Goldrutenkraut	20,00

1 Teelöffel auf 1 Tasse Wasser als Aufguß. Täglich mehrere Tassen, jedoch nicht bei akuter Nierenentzündung.

Blasen- und Nierentees VI

Bei Schmerzen in der Nierengegend und/oder beim Wasserlassen, bei geringen Ausscheidungsmengen im Vergleich zur aufgenommenen Flüssigkeit pro Tag ist vor einer Teetherapie unbedingt eine urologische oder auch nephrologische Praxis aufzusuchen.

Bärentraubenblätter	20,00
Bruchkraut	25,00

2 Teelöffel mit ¼ Liter Wasser kalt ansetzen, nach 12 Stunden abseihen, dann erwärmen, täglich 2-3 x 1 Tasse. Wirkt krampflösend bei Nierensteinen. Wegen des Arbutin-Gehalts Bärentraubenblätter längstens 1 Woche und höchstens 5 x Jahr anwenden!

***

Goldrutenkraut
Schachtelhalm
Birkenblätter   zu gleichen Teilen
Hagebuttenschalen

1 Eßlöffel auf 2 Tassen Wasser als Aufguß, täglich 3-4 Tassen, nicht länger als 6 Tage. Unterstützt eine ärztliche Therapie bei akuter Nierenentzündung (Nephritis).

Blasen- und Nierentees VII

Bei Schmerzen in der Nierengegend und/oder beim Wasserlassen, bei geringen Ausscheidungsmengen im Vergleich zur aufgenommenen Flüssigkeit pro Tag ist vor einer Teetherapie unbedingt eine urologische oder auch nephrologische Praxis aufzusuchen.

Buccoblätter	
Bärentraubenblätter	
Erikakraut	zu gleichen Teilen
Liebstöckelwurzel	
Hauhechelwurzel	

1 Teelöffel auf 1 Tasse Wasser als Aufguß, täglich mehrmals gut warm trinken. Hilft bei Nierenbeckenentzündung (Pyelonephritis) als Zusatz zur ärztlichen Therapie. Wegen des Arbutin-Gehalts Bärentraubenblätter längstens 1 Woche und höchstens 5 x Jahr anwenden!

***

Goldrutenkraut	35,00
Petersilienfrüchte	10,00
Wacholderbeeren	5,00

2 Teelöffel auf 1 Tasse Wasser als Aufguß, 15 Minuten ziehen lassen. Täglich 3 Tassen, aber nicht länger als 3 Wochen hintereinander.

Blasen- und Nierentees VIII

Bei Schmerzen in der Nierengegend und/oder beim Wasserlassen, bei geringen Ausscheidungsmengen im Vergleich zur aufgenommenen Flüssigkeit pro Tag ist vor einer Teetherapie unbedingt eine urologische oder auch nephrologische Praxis aufzusuchen.

Katzenbartblätter	100,00

1 Eßlöffel auf 1 Tasse als Aufguß, täglich 3 x 1 Tasse, warm.
Wirkt direkt auf die Niere.

***

Besenginsterkraut	20,00
Vogelknöterichkraut	25,00
Schachtelhalmkraut	25,00
Birkenblätter	30,00

1 Eßlöffel auf 1 Tasse Wasser, Abkochung,
täglich 3 x 1 Tasse.

Blasen- und Nierentees IX

Bei Schmerzen in der Nierengegend und/oder beim Wasserlassen, bei geringen Ausscheidungsmengen im Vergleich zur aufgenommenen Flüssigkeit pro Tag ist vor einer Teetherapie unbedingt eine urologische oder auch nephrologische Praxis aufzusuchen.

Bärentraubenblätter	70,00
Tausendguldenkraut	15,00
Kümmelfrüchte	15,00

1 Eßlöffel auf 1 Tasse Wasser, kalt ansetzen und 4 Stunden ziehen lassen, täglich 3-4 Tassen, nicht länger als 1 Woche und höchstens 5 x Jahr. Das bezieht sich auf den Arbutin-Gehalt der Bärentraubenblätter. Desinfiziert die ableitenden Harnwege, hat aber keine entwässernde Wirkung. Kann bei empfindlichen Menschen Magenschleimhautreizungen hervorrufen.

***

Rote, weiße, gelbe Taubnessel	100,00

2 Teelöffel getrocknete Blüten mit 250ml kochendem Wasser übergießen, 15 Minuten ziehen lassen. Für eine Tagesdosis die dreifache Menge (= 3 Gramm) verwenden.

Blasen- und Nierentees X

Bei Schmerzen in der Nierengegend und/oder beim Wasserlassen, bei geringen Ausscheidungsmengen im Vergleich zur aufgenommenen Flüssigkeit pro Tag ist vor einer Teetherapie unbedingt eine urologische oder auch nephrologische Praxis aufzusuchen.

Birkenblätter	
Bärentraubenblätter	
Maisgriffel	zu gleichen Teilen
Süßholzwurzel	
Queckenwurzel	

3 Teelöffel mit 3 Tassen Wasser 5 – 10 Minuten kochen, abseihen, tagsüber 3 Tassen warm trinken. Wegen des Arbutin-Gehalts von Bärentraubenblättern nie länger als 1 Woche und höchstens 5 x im Jahr anwenden!

***

Katzenbartblätter	100,00

1 Eßlöffel auf 2 Tassen Wasser als Aufguß, mehrere Tassen täglich. Hilft bei chronischer Nierenentzündung. Mit fachärztlichem Rat als Unterstützung geeignet.

Blasen- und Nierentees XI

Bei Schmerzen in der Nierengegend und/oder beim Wasserlassen, bei geringen Ausscheidungsmengen im Vergleich zur aufgenommenen Flüssigkeit pro Tag ist vor einer Teetherapie unbedingt eine urologische oder auch nephrologische Praxis aufzusuchen.

Baldrianwurzel	20,00
Melissenblätter	20,00
Raute	30,00
Gänsefingerkraut	30,00

3 Teelöffel mit 3 Tassen Wasser 5 – 10 Minuten kochen, abseihen. Diesen Sud im Verhältnis 1:1 mit heißer Milch mischen und täglich 3 Tassen warm trinken. Hilft bei Blasenkrampf (Harnverhaltung).

***

Goldrutenkraut	100,00

Als Einzeldroge: 1 Eßlöffel auf 1 Tasser Wasser als Aufguß. Mehrere Tassen täglich. Hilft bei chronischer Nierenentzündung mit Albuminausscheidung. Mit fachärztlichem Rat als Unterstützung geeignet.

Blasen- und Nierentees XII

Bei Schmerzen in der Nierengegend und/oder beim Wasserlassen, bei geringen Ausscheidungsmengen im Vergleich zur aufgenommenen Flüssigkeit pro Tag ist vor einer Teetherapie unbedingt eine urologische oder auch nephrologische Praxis aufzusuchen.

Eibischblüten	25,00
Bärentraubenblätter	25,00
Vogelknöterichkraut	25,00
Schachtelhalmkraut	100,00

1 Teelöffel mit 1 Tasse Wasser 5 – 10 Minuten kochen, abseihen, täglich 2 -3 Tassen warm trinken. Wegen des Arbutin-Gehalts von Bärentraubenblättern nie länger als 1 Woche und höchstens 5 x im Jahr anwenden!

***

Steinbrechkraut	30,00
Goldrutenkraut	30,00
Hagebuttenfrüchte	40,00

1 Teelöffel auf 1 Tasser Wasser als Aufguß, täglich 3 Tassen. Hilft bei Nierengrieß und −steinen.

Blasen- und Nierentees XIII

Bei Schmerzen in der Nierengegend und/oder beim Wasserlassen, bei geringen Ausscheidungsmengen im Vergleich zur aufgenommenen Flüssigkeit pro Tag ist vor einer Teetherapie unbedingt eine urologische oder auch nephrologische Praxis aufzusuchen.

Buccoblätter	20,00
Bärentraubenblätter	20,00
Heidekraut	20,00
Liebstöckelwurzel	10,00
Hauhechelwurzel	10,00

1 Teelöffel auf 1 Tasse Wasser als Aufguß, ziehen lassen, täglich mehrere Tassen. Ist Unterstützung bei akuter Nierenentzündung (Nephritis) zusätzlich zur ärztlichen Therapie. Wegen des Arbutin-Gehalts von Bären-traubenblättern nie länger als 1 Woche und höchstens 5 x Jahr anwenden!

***

Ehrenpreiskraut	30,00
Vogelknöterichkraut	30,00
Odermennigkraut	40,00

1 Teelöffel auf 1 Tasser Wasser als Aufguß, kurmäßig täglich 1 Tasse. Hilft bei chronischer Nierenentzündung.

Blasen- und Nierentees XIV

Bei Schmerzen in der Nierengegend und/oder beim Wasserlassen, bei geringen Ausscheidungsmengen im Vergleich zur aufgenommenen Flüssigkeit pro Tag ist vor einer Teetherapie unbedingt eine urologische oder auch nephrologische Praxis aufzusuchen.

Alantwurzel	5,00
Brennesselwurzel	5,00
Eberwurz	5,00
Kalmuswurzelstock	5,00
Pfefferminzblätter	5,00
Schachtelhalmkraut	20,00
Holunderblüten	15,00
Lindenblüten	15,00
Wacholderbeeren	15,00
Hagebuttensamen	20,00

1 Teelöffel auf 1 Tasse Wasser als Abkochung, morgens 2 Tassen. Beugt Nierengrieß und Nierensteinen vor.

Blasen- und Nierentees XV

Bei Schmerzen in der Nierengegend und/oder beim Wasserlassen, bei geringen Ausscheidungsmengen im Vergleich zur aufgenommenen Flüssigkeit pro Tag ist vor einer Teetherapie unbedingt eine urologische oder auch nephrologische Praxis aufzusuchen.

Erdbeerkraut	10,00
Brennesselkraut	10,00
Brombeerblätter	10,00
Birkenblätter	20,00
Leinsamen	50,00

1 Teelöffel auf 1 Tasse Wasser als Aufguß, täglich 1-2 Tassen. Fördert die Diurese.

***

Ginsterkraut	20,00
Hagebuttenfrüchte	20,00
Vogelknöterichkraut	20,00
Schachtelhalmkraut	40,00

1 Eßlöffel auf 1 Tasse Wasser als Aufguß. Zum Frühstück 1-2 Tassen bis zu einem Liter auf einmal trinken, dann Harn anhalten und erst nach einem heißen Sitzbad (ca. 5 Minuten) unter starkem Druck „explosionartig" entleeren (muß trainiert werden). Hilft Grieß und Steine auszuschwemmen.

Blasen- und Nierentees XVI

Bei Schmerzen in der Nierengegend und/oder beim Wasserlassen, bei geringen Ausscheidungsmengen im Vergleich zur aufgenommenen Flüssigkeit pro Tag ist vor einer Teetherapie unbedingt eine urologische oder auch nephrologische Praxis aufzusuchen.

Baldrianwurzel	20,00
Melissenkraut	20,00
Gänsefingerkraut	30,00
Gartenrautenkraut	30,00

1 Teelöffel auf 1 Tasse Wasser als Aufguß.
Wirkt lockernd bei Harnverhalten.

***

Berberitzenfrüchte	20,00
Wacholderbeeren	10,00
Schachtelhalmkraut	20,00
Goldrutenkraut	20,00
Hagebuttenfrüchte	30,00

1 Eßlöffel auf 1 Tasser Wasser, kurz aufkochen,
täglich 1-2 Tassen. Hilft bei chronischer Nierenentzündung.

Blasen- und Nierentees XVII

Bei Schmerzen in der Nierengegend und/oder beim Wasserlassen, bei geringen Ausscheidungsmengen im Vergleich zur aufgenommenen Flüssigkeit pro Tag ist vor einer Teetherapie unbedingt eine urologische oder auch nephrologische Praxis aufzusuchen.

Schachtelhalmkraut	40,00
Birkenblätter	40,00
Mistelstiele	20,00

1 Eßlöffel auf 1 Tasse Wasser als Aufguß, am Tag 3 x 1 Tasse. Hilft bei chronischer Nierenentzündung bei gleichzeitigen Kreislaufproblemen.

***

Hauhechelwurzel	20,00
Liebstöckelwurzel	20,00
Queckenwurzel	20.00
Stechwindenwurzel	40,00

1 Teelöffel auf 1 Tasse Wasser als Abkochung, 2 Tassen täglich. Unterstützt eine Behandlung bei Schrumpfniere. Als Einzelmaßnahme ungeeignet.

Blasen- und Nierentees XVIII

Bei Schmerzen in der Nierengegend und/oder beim Wasserlassen, bei geringen Ausscheidungsmengen im Vergleich zur aufgenommenen Flüssigkeit pro Tag ist vor einer Teetherapie unbedingt eine urologische oder auch nephrologische Praxis aufzusuchen.

Blutwurz	60,00
Lungenkraut	20,00
Gänseblümchenblüten	20,00

1 Teelöffel auf 1 Tasse Wasser als Abkochung. Hilft bei Blut im Urin, mehrmals täglich 1 Tasse bis die Blutspuren verschwinden. Wichtig: Ursache immer fachärztlich abklären lassen.

***

Stechwindenwurzel	30,00
Sandseggenwurzel	30,00
Liebstöckelwurzel	20,00
Goldrutenkraut	20,00

2 Eßlöffel auf 1 Tasse Wasser als Abkochung, 3 x täglich 1-2 Tassen, unterstützt die Filtrationsleistung der Niere, wirkt entspannend auf die Schließmuskel zur Verhinderung einer Urämie. Wichtig: nur bei fachärztlichem Rat!

Tees bei kindlichem Bettnässen

Arnikablüten	30,00
Odermennigkraut	70,00

1 Teelöffel auf 1 Tasse Wasser als Aufguß, vor dem Schlafengehen 1 Tasse warm trinken lassen. Hilft bei kindlichem Bettnässen.

***

Arnikablüten	30,00
Schafgarbenkraut	70,00

1 Teelöffel auf 1 Tasse Wasser als Aufguß, vor dem Schlafengehen 1 Tasse warm trinken lassen. Hilft bei kindlichem Bettnässen.

***

Schachtelhalmkraut	25,00
Tormentillwurzel	25,00
Spitzwegerichkraut	50,00

1 Teelöffel mit 1 Tasse Wasser 5 – 10 Minuten kochen, abseihen, täglich vor 17 Uhr 1 Tasse warm trinken.

Tees bei Wassereinlagerungen (Ödemen)

Wassereinlagerungen können ihre Ursachen bei den Nieren, der Leber, der Venen oder beim Herzen haben, deshalb muß in der Arztpraxis immer nach der Ursache gefahndet werden.

Liebstöckelwurzel
Hauhechelwurzel
Süßholzwurzel   zu gleichen Teilen
Wacholderbeeren

1 Eßlöffel mit 2 Tassen Wasser zugedeckt kochen, abseihen, morgens zum Frühstück trinken.

***

Birkenblätter	30,00
Ackerschachtelhalm	20,00
Wacholderbeeren	10,00
Goldrutenblätter	20,00
Schafgarbenkraut	10,00
Süßholzwurzel	10,00

1 Eßlöffel auf 1 Tasse Wasser 15 Minuten kochen, abseihen, täglich 1-3 Tassen möglichst heiß.

Tees bei allgemeinen klimakterischen Beschwerden I

Faulbaumrinde	20,00
Hauhechelwurzel	20,00
Liebstöckelwurzel	20,00
Birkenblätter	40,00

1 Eßlöffel auf 1 Tasse Wasser als Aufguß,
15 Minuten ziehen lassen, bei Bedarf mehrmals täglich.

***

Anisfrüchte	30,00
Kümmelfrüchte	30,00
Holunderblüten	30,00
Sennesblätter	10,00

1 Eßlöffel auf 1 Tasser Wasser als Aufguß,
bei Bedarf mehrmals täglich.

Tees bei allgemeinen klimakterischen Beschwerden II

Schachtelhalmkraut
Holunderwurzel zu gleichen Teilen
Löwenzahnwurzel mit –kraut

1 Eßlöffel auf 1 Tasse Wasser, kurz aufkochen, täglich
3 Tassen, bei Bedarf kurmäßig über 6 Wochen.

***

Weißdornblüten und –früchte	20,00
Fenchelfrüchte	20,00
Pfefferminzblätter	20,00
Baldrianwurzel	40,00

1 Eßlöffel auf 1 Tasse Wasser als Aufguß, 10 Minuten
ziehen lassen, abseihen, morgens u. abends je 1 Tasse warm.

***

Ehrenpreiskraut	60,00
Tausenguldenkraut	40,00

1 Teelöffel auf 1 Tasse Wasser als Aufguß, bei Bedarf
mehrmals täglich. Hilft besonders bei Hitzewallungen.

Tees bei allgemeinen klimakterischen Beschwerden III

Berberitzenwurzel	30,00
Gartenraute	30,00
Rosmarinblätter	20,00
Schafgarbenkraut	15,00
Arnikablüten	5,00

1 Teelöffel auf 1 Tasse Wasser als Aufguß, morgens und abends je 1 Tasse.

***

Herzgespannkraut	100,00

2 gestrichene Teelöffel auf ¼ Liter Wasser als Aufguß, 10 Minuten ziehen lassen, abseihen, schluckweise, bei Bedarf ungesüßt und mäßig warm täglich 1 Tasse trinken. Wirkt bei Hitzewallungen, Angstzuständen, nervöser Unruhe, Atemnot und starkem Herzklopfen.

Tees bei Menstruationsbeschwerden I

Ringelblumenblüten	20,00
Hirtentäschelkraut	40,00
Pfefferminzblätter	40,00

1 Eßlöffel auf 1 Tasse Wasser als Abkochung, täglich 1-2 Tassen schluckweise.

***

Hirtentäschelkraut	30,00
Vogelknöterichkraut	30,00
Mistelstiele	40,00

1 Eßlöffel auf 1 Tasse Wasser als Abkochung, morgens und abends 1 Tasse.

Tees bei Menstruationsbeschwerden II

Andornkraut	20,00
Melissenblätter	30,00
Rautenblätter	20,00
Rosmarinblätter	30,00

1 Eßlöffel auf 1 Tasse Wasser als Aufguß, 10 Minuten ziehen lassen, abseihen, morgens und abends je 1 Tasse warm. Bei zu schwacher oder auch fehlender Menstruation. Ursache auf jeden Fall fachärztlich abklären lassen.

***

Wüstenlilie (Aloe vera)	5,00
Arnikablüten	5,00
Alantwurzel	10,00
Ringelblumenblüten	20,00
Rautenkraut	30,00
Schafgarbenkraut	30,00

1 Eßlöffel auf 1 Tasse Wasser als Aufguß, 10 Minuten ziehen lassen, abseihen, morgens und abends je 1 Tasse warm. Menstruationsbeschwerden bei gleichzeitiger Stuhlträgheit.

Tees bei Menstruationsbeschwerden III

Kamillenblüten	30,00
Frauenmantelkraut	20,00
Lavendelblüten	20,00
Kümmelfrüchte	10,00

1 gehäufter Teelöffel auf 1 Tasse Wasser als Aufguß, 10-15 Minuten ziehen lassen, täglich bis zu 5 Tassen frisch gebrüht trinken. Besonders bei schmerzhafter Menstruation.

***

Eichenrinde	
Hirtentäschelkraut	
Schafgarbenkraut	zu gleichen Teilen
Blutwurz	

1 Eßlöffel mit 1 Tasse Wasser kochen, täglich 1-2 Tassen schluckweise. Hilft bei zu starker u. häufiger Menstruation. Vorher immer fachärztlichen Rat!

Tees bei Menstruationsbeschwerden IV

Ackerschachtelhalmkraut
Brennesselblätter
Frauenmantelkraut   zu gleichen Teilen
Hirtentäschelkraut
Blutwurzkraut

1-2 Eßlöffel mit 1 Tasse Wasser kochen, täglich 1-2 Tassen schluckweise. Hilft bei unregelmäßiger Menstruation.

***

Hirtentäschelkraut
Blutwurzkraut   zu gleichen Teilen
Mistelkraut

1 Eßlöffel auf 1 Tasse Wasser als Aufguß, täglich 3 x 1 Tasse vor den Mahlzeiten. Hilft bei unregelmäßiger Menstruation.

Tees bei Menstruationsbeschwerden V

Rote, weiße, gelbe Taubnessel   100,00

2 Teelöffel getrocknete Blüten mit 250ml kochendem Wasser übergießen, 15 Minuten ziehen lassen, Für eine Tagesdosis die dreifache Menge (= 3 Gramm) verwenden.

***

Wüstenlilie (Aloe vera)   10,00
Rautenkraut   40,00
Rosmarinblätter   50,00

1 Teelöffel auf 1 Tasse Wasser als Aufguß, 10 Minuten ziehen lassen, abseihen, morgens u. abends je 1 Tasse warm, 8 Tage vor dem Menstruationstermin.

***

Gänsefingerkraut   100,00

1 Eßlöffel auf 1 Tasse Wasser als Aufguß, besonders effektiv ist eine Abkochung in Milch. Besonders bei schmerzhafter Menstruation.

Stoffwechseltees bei Rheuma und Gicht I

Zusätzlich: Fleischarme Ernährung, viel gedünstetes Gemüse. Verzicht auf Hülsenfrüchte, Schalentiere, Alkohol.

Wacholderbeeren	10,00
Birkenblätter	30,00
Schafgarbenkraut	30,00
Erdrauchkraut	30,00

1 Eßlöffel auf 1 Tasse Wasser als Aufguß, 15 Minuten ziehen lassen, täglich mehrere Tassen.

***

Schlüsselblumenwurzel	20,00
Ringelblume	20,00
Spierstaudenblüten	30,00
Veilchenkraut	30,00

1 Eßlöffel mit 1 Tasse Wasser kalt ansetzen, 8 Stunden stehen lassen, kurz aufkochen, abseihen, täglich ½ Tasse nach dem Essen.

Stoffwechseltees bei Rheuma und Gicht II

*Zusätzlich: Fleischarme Ernährung, viel gedünstetes Gemüse.
Verzicht auf Hülsenfrüchte, Schalentiere, Alkohol.*

Veilchenwurzel
Birkenblätter
Hauhechelkraut   zu gleichen Teilen
Queckenwurzel

1 Eßlöffel mit 1 Tasse Wasser kochen, täglich 1-2 Tassen.
Regt zusätzlich die Nieren an.

***

Bittersüßstiele	20,00
Stechwindenwurzel	25,00
Nelkenzimtbaumholz	25,00
Süßholzwurzel	30,00

2 Eßlöffel auf 1 Liter Wasser als Aufguß, auf die Hälfte
einkochen, täglich mindestens 3 Tassen über 3 Wochen.

Stoffwechseltees bei Rheuma und Gicht III

Zusätzlich: Fleischarme Ernährung, viel gedünstetes Gemüse. Verzicht auf Hülsenfrüchte, Schalentiere, Alkohol.

Brennesselkraut	30,00
Brennesselwurzel	30,00
Birkenblätter	40,00

1 Eßlöffel auf 1 Tasse Wasser als Aufguß, auf die Hälfte einkochen lassen, täglich mindestens 3 Tassen über 3 Wochen.

***

Hauhechelwurzel
Queckenwurzelstock
Brennesselwurzel   zu gleichen Teilen

1 Eßlöffel auf 1 Tasse als Abkochung, mehrere Tassen täglich.

***

Mädesüßblüten   100,00

1 Teelöffel auf 1 Tasse Wasser kalt ansetzen, 8 Stunden ziehen lassen, über den Tag verteilt trinken.

Stoffwechseltees bei Rheuma und Gicht IV

Zusätzlich: Fleischarme Ernährung, viel gedünstetes Gemüse. Verzicht auf Hülsenfrüchte, Schalentiere, Alkohol.

Weidenrinde	25,00
Holunderblüten	25,00
Bittersüßstengel	30,00
Wacholderbeeren	10,00
Sandelholz	10,00

1 Eßlöffel auf 1 Tasse Wasser als Aufguß, 10-15 Minuten ziehen lassen, täglich 3-4 Tassen.

***

Bittersüßstiele	20,00
Faulbaumrinde	10,00
Wacholderbeeren	10,00
Süßholzwurzel	10,00
Holunderblüten	10,00
Sennesblätter	5,00
Hauhechelwurzel	5,00

1 Teelöffel auf 1 Tasse Wasser als Aufguß, 10 Minuten ziehen lassen, 3 x täglich 1 Tasse warm.

Stoffwechseltees bei Rheuma und Gicht V

Zusätzlich: Fleischarme Ernährung, viel gedünstetes Gemüse. Verzicht auf Hülsenfrüchte, Schalentiere, Alkohol.

Gierschwurzel 100,00

2 Eßlöffel der frisch zerkleinerten Wurzel mit ¼ Liter kochendem Wasser übergießen, 5 Minuten ziehen lassen, täglich 3 Tassen. Durch den hohen Kaliumgehalt ergibt sich bei mehr Tassen eine zu starke Entwässerung.

Achtung: Der Kontakt mit der frischen Pflanze kann bei empfindlichen Mensch zu Hautreizungen führen, die bei Sonnenlicht noch verstärkt werden können.

***

Spierstaudenblüten 100,00

Mit kochendem Wasser übergießen, pro Tasse kurz vor dem Trinken 1 Gramm Vitamin C (= Ascorbinsäure) zusetzen (in den lauwarmen Tee, damit das Vitamin C nicht zerstört wird). Vitamin C gibt es in der Apotheke als stabilisiertes Pulver oder als Tablette.

Besondere antirheumatische Wirkung.

Stoffwechseltees bei Rheuma und Gicht VI

Zusätzlich: Fleischarme Ernährung, viel gedünstetes Gemüse.
Verzicht auf Hülsenfrüchte, Schalentiere, Alkohol.

Bibernellwurzel
Schafgarbenkraut zu gleichen Teilen

1-2 Teelöffel auf 1 Tasse Wasser, kurz aufkochen,
15 Minuten ziehen lassen, täglich 3 Tassen.

***

Löwenzahnblätter und –wurzel 100,00

1-2 Eßlöffel mit 1 Liter kaltem Wasser übergießen,
1 Minute kochen, 10 Minuten ziehen lassen, abseihen,
täglich 2 Tassen.

***

Beifußkraut
Schafgarbenkraut zu gleichen Teilen

2 Teelöffel auf 1 Tasse Wasser als Aufguß,
15 Minuten ziehen lassen, täglich 2 Tassen.

Stoffwechseltees (früher: „Entschlackungstee") I

Erdrauchkraut	50,00
Löwenzahnwurzel und –kraut	30,00
Schafgarbenkraut	20,00

1 Teelöffel auf 1 Tasse Wasser als Aufguß, über
4 Wochen täglich mindestens 3 Tassen.

***

Walnußblätter
Stiefmütterchenkraut   zu gleichen Teilen
Schafgarbenkraut

1 Teelöffel auf 1 Tasse Wasser als Aufguß,
täglich 3 Tassen, ungesüßt.

***

Klettenwurzel
Stechwindenwurzel   zu gleichen Teilen
Süßholzwurzel

2 Eßlöffel auf 3 Tassen Wasser, 10 Minuten kochen,
1-2 Tassen morgens (z.B. zum Frühstück).

Stoffwechseltees (früher: „Entschlackungstee") II

Nelkenzimtbaumholz
Stechwindenwurzel
Walnußblätter
Sennesblätter   zu gleichen Teilen
Stockholz
Queckenwurzel

1 Teelöffel auf 1 Tasse Wasser als Abkochung,
täglich 2 Tassen, ungesüßt.

***

Erdrauchkraut	50,00
Stechwindenwurzel	20,00
Fenchelfrüchte	10,00
Faulbaumrinde	20,00

1 Teelöffel auf 1 Tasse Wasser als Aufguß,
mehrmals täglich, ungesüßt.

Stoffwechseltees (früher: „Entschlackungstee") III

Anisfrüchte	30,00
Erdrauchkraut	30,00
Seifenwurzel	20,00
Süßholzwurzel	20,00

1 Teelöffel auf 1 Tasse Wasser, 10 Minuten kochen lassen, täglich 2-3 Tassen kurmäßig.

***

Alantwurzel	10,00
Queckenwurzel	10,00
Ringelblume	20,00
Hauhechelwurzel	20,00
Weidenrinde	40,00

1 Eßlöffel auf 1 Tasse Wasser als Abkochung, morgens und abends je 1 Tasse. Begünstigt den Hautstoffwechsel und hilft bei trockenen oder allergischen Ekzemen.

Tees bei Hautproblemen I

Wegen der vielen oft nur schwer zu ermittelnden Ursachen von Hauterscheinungen („Effloreszenzen"), ist die Dermatologie mehr als andere Fachrichtungen aufs Probieren angewiesen. Deshalb können diese Teemischungen auch ausprobiert werden, bis die richtige gefunden ist.

Löwenzahnwurzel u. –kraut	15,00
Stiefmütterchenkraut	10,00
Faulbaumrinde	10,00
Holunderblüte	5,00
Fenchelfrüchte	5,00
Schachtelhalmkraut	5,00

1 gehäufter Teelöffel auf ¼ Liter Wasser als Aufguß, 15 Minuten zugedeckt ziehen lassen, täglich 2-3 Tassen schluckweise mäßig warm trinken. Wirkt gegen Ekzem und traditionell „blutreinigend" bei Akne.

***

Birkenblätter	30,00
Spierstaudenblüten	40,00
Stiefmütterchenkraut	30,00

1 Eßlöffel auf 1 Tasse Wasser als Aufguß, täglich 2-3 Tassen.

Tees bei Hautproblemen II

Wegen der vielen oft nur schwer zu ermittelnden Ursachen von Hauterscheinungen („Effloreszenzen"), ist die Dermatologie mehr als andere Fachrichtungen aufs Probieren angewiesen. Deshalb können diese Teemischungen auch ausprobiert werden, bis die richtige gefunden ist.

Bockshornkleesamen	
Kamillenblüten	
Leinsamen	
Ringelblumenblätter	zu gleichen Teilen
Sonnenblumensamen	
Steinkleekraut	
Zwiebelknolle	

2 Eßlöffel auf ½ Liter Wasser als Aufguß, täglich 3 Tassen. Hilft bei Furunkulose durch Zurückdrängen der Erreger.

***

Braunwurzkraut	
Stiefmütterchenkraut	zu gleichen Teilen

2 Teelöffel auf ¼ Liter Wasser als Aufguß, 10 Minuten ziehen lassen, täglich 2 x 1 Tasse, kurmäßig über 4-8 Wochen. Bei Hautunreinheiten.

Tees bei Hautproblemen III

Wegen der vielen oft nur schwer zu ermittelnden Ursachen von Hauterscheinungen („Effloreszenzen"), ist die Dermatologie mehr als andere Fachrichtungen aufs Probieren angewiesen. Deshalb können diese Teemischungen auch ausprobiert werden, bis die richtige gefunden ist.

Faulbaumrinde	10,00
Birkenblätter	20,00
Stiefmütterchenkraut	20,00
Stechwindenwurzel	20,00
Süßholzwurzel	30,00

1 Eßlöffel auf 1 große Tasse Wasser als Aufguß,
15-20 Minuten ziehen lassen, als Kur.

***

Stiefmütterchenkraut	40,00
Gänseblümchenblüten	60,00

2 Teelöffel auf 1 Tasse Wasser kalt ansetzen und
8 Stunden ziehen lassen, dann erwärmen (nicht kochen).
Hilft bei Furunkeln und unterstützt schwer heilende Wunden.

Tees bei Hautproblemen IV

Wegen der vielen oft nur schwer zu ermittelnden Ursachen von Hauterscheinungen („Effloreszenzen"), ist die Dermatologie mehr als andere Fachrichtungen aufs Probieren angewiesen. Deshalb können diese Teemischungen auch ausprobiert werden, bis die richtige gefunden ist.

Schlehendornblüten	10,00
Kamillenblüten	10,00
Lindenblüten	20,00
Spierstaudenblätter	40,00
Holunderblüten	20,00

1 Eßlöffel auf 1 Tasse Wasser als Aufguß, 10 Minuten ziehen lassen, abseihen, täglich 2 x 1 Tasse warm trinken. Bewirkt Umstimmung des Hautstoffwechsels.

***

Stechwindenwurzel	25,00
Erdbeerblätter	10,00
Brombeerblätter	10,00
Faulbaumrinde	5,00

2 Teelöffel mit ¼ Liter lauwarmem Wasser übergießen, 12 Stunden stehen lassen, abseihen, täglich 2-3 Tassen. Hilft gegen Schuppenflechte (Psoriasis).

Tees bei Hautproblemen V

Wegen der vielen oft nur schwer zu ermittelnden Ursachen von Hauterscheinungen („Effloreszenzen"), ist die Dermatologie mehr als andere Fachrichtungen aufs Probieren angewiesen. Deshalb können diese Teemischungen auch ausprobiert werden, bis die richtige gefunden ist.

Walnußblätter
Stiefmütterchenkraut
Sanikelwurzel   zu gleichen Teilen
Bibernellwurzel
Schlehdornblüten

3 Teelöffel mit 3 Tassen Wasser 5 – 10 Minuten kochen, abseihen, tagsüber 3 Tassen warm. Unterstützt eine Akne-Therapie.

***

Brennesselkraut
Melissenblätter
Salbeiblätter   zu gleichen Teilen
Birkenblätter

3 Teelöffel mit 3 Tassen kochendem Wasser übergießen, 5 Minuten ziehen lassen, morgens und abends je 1 Tasse warm. Unterstützt eine Aknetherapie.

Tees bei Hautproblemen VI

Wegen der vielen oft nur schwer zu ermittelnden Ursachen von Hauterscheinungen („Effloreszenzen"), ist die Dermatologie mehr als andere Fachrichtungen aufs Probieren angewiesen. Deshalb können diese Teemischungen auch ausprobiert werden, bis die richtige gefunden ist.

Stechwindenwurzel	30,00
Klettenwurzel	30,00
Stockholz	10,00
Nelkenzimtbaum	10,00
Süßholzwurzel	20,00

2 Eßlöffel auf 1 Liter Wasser, kalt ansetzen,
20 Minuten kochen lassen, täglich ½ bis 1 Liter trinken.

***

Stiefmütterchenkraut	
Walnußblätter	zu gleichen Teilen

1 Eßlöffel auf 1 Tasse Wasser als Aufguß,
täglich 2-3 Tassen. Bei Hautunreinheiten.

Tees bei Hautproblemen VII

Wegen der vielen oft nur schwer zu ermittelnden Ursachen von Hauterscheinungen ("Effloreszenzen"), ist die Dermatologie mehr als andere Fachrichtungen aufs Probieren angewiesen. Deshalb können diese Teemischungen auch ausprobiert werden, bis die richtige gefunden ist.

Rote, weiße, gelbe Taubnessel 100,00

2 Teelöffel getrocknete Blüten mit 250ml kochendem Wasser übergießen, 15 Minuten ziehen lassen. Für eine Tagesdosis die dreifache Menge (= 3 Gramm) verwenden.

*Tees zur Stärkung von Bindegewebe
(Bindesgewebsschwäche) und Schleimhäuten
(Darmschleimhaut, Augenlidränder, Bindehäuten,
Mundschleimhaut und Zahnfleisch)*

Besenheide
isländisch Moos
Knorpeltang
Ackerschachtelhalm
Hohlzahn
Gartenbohne
Vogelknöterich
Lungenkraut
große Brennessel
kleine Brennessel

Diese Kräuter können einzeln oder in unterschiedlichen Anteilen untereinander kombiniert werden. Ihr maßgebender Wirkstoff ist hier die Kieselsäure. Diese findet sich in der für den Menschen aufschließbaren, d. h. verwertbaren (löslichen) Form allerdings nur in jungen Pflanzen, nicht jedoch in Pflanzen, die im Herbst geerntet werden.

1 Eßlöffel mit kochendem Wasser übergießen, 15 Minuten ziehen lassen. Für eine Tagesdosis entsprechend mehr.

Teespülung gegen Augenbindehautentzündung

Nicht bei bakterieller Ursache (Streptokokken), die in der Augenarztpraxis antibiotisch (Tropfen, Salbe) behandelt werden muß, um dauerhafte Schäden am Auge zu verhindern.

Fenchelfrüchte	10,00
Kamillenblüten	15,00
Augentrostkraut	25,00

1-2 gehäufte Teelöffel auf ¼ Liter Wasser als Aufguß, 15 Minuten ziehen lassen, morgens und abends die Augen mit dieser Mischung spülen, außerdem über den Tag verteilt ¼ Liter von dieser Teemischung trinken.

Teespülung bei Entzündung des Afters
Gegen Rötungen und Entzündungen, hervorgerufen durch Reiten, Fahrradfahren, langem Laufen (Joggen, Wandern).

Schachtelhalmkraut   100,00

2 Handvoll mit 1 Liter kochendem Wasser übergießen, 10 Minuten ziehen lassen, abseihen. Ist auch mit Zinnkraut bzw. einer Mischung aus beiden Kräutern möglich.

Tees zur Schweißhemmung

Bitterkleekraut	40,00
Weidenrinde	20,00
Süßholzwurzel	20,00
Anisfrüchte	20,00

3 Eßlöffel auf ½ Liter Wasser als Aufguß, über den Tag schluckweise trinken.

***

Salbeiblätter	80,00
Schachtelhalmkraut	10,00
Baldrianwurzel	10,00

2 Eßlöffel auf 1 Tasse Wasser als Aufguß, abends 1-2 Tassen.

***

Salbeiblätter	40,00
Josefskraut	40,00
Walnußblätter	20,00

2 Eßlöffel auf 1 Tasse Wasser, 10 Minuten kochen lassen, abends 1-2 Tassen.

Tee zur Hemmung des Speichelflusses

Andornkraut   100,00

1 Eßlöffel auf 1 Tasse Wasser als Aufguß,
3 x täglich 1 Tasse.

EXOTISCHE TEES

Grüner Tee *(chinesisch)*: stammt vom Teestrauch Camellia sinensis, hat vorbeugenden Effekt, schützt vor Freien Radikalen, die ihrerseits die Entstehung von Arteriosklerose, Diabetes, Krebs und viele andere Erkrankungen begünstigen. Sollte immer mit kochendem Wasser zubereitet werden, da nur so die wichtigen Gerbstoffe herausgelöst werden können.

Oolong-Tee *(chinesisch)*: stammt von derselben Pflanze wie der Grüntee, wird nach der Ernte jedoch fermentiert. In einer japanischen Studie mobilisierte er bei Testpersonen die Fettverbrennung. Möglich, daß er bei Diäten unterstützend wirken kann. Studien fehlen bisher.

Pu-Erh-Tee *(südchinesisch)*: stammt wie schwarzer oder grüner Tee auch vom Teestrauch Camellia sinensis und unterscheidet sich von diesen nur durch ein spezielles Fermentationsverfahren, soll Fett verbrennen, den Cholesterinspiegel senken, immunanregend wirken, Verdauung fördern, antibakterielle und entschlackende Eigenschaften haben sowie den Alkoholabbau beschleunigen. Es gibt weltweit jedoch keine einzige Studie, die diese Wirkung(en) belegen. Enthält Koffein sowie Theobromin und Gerbstoffe.

Lapacho-Tee *(aus Südamerika)*: nachgewiesene Wirkung auf entzündliche Schleimhauterkrankungen im Mund- und Rachenraum sowie im Darm (Linderung), jedoch behauptete Wirkung gegen Aids, Rheuma, Krebs konnte wissenschaftlich nicht belegt werden.

Vorteil: enthält kein Koffein.

Rooibos-Tee *(aus Südafrika)*: ihm werden antiallergische Effekte nachgesagt (unbewiesen), schmeckt leicht fruchtig-süß, ist koffeinfrei, weshalb er auch von kleinen Kindern getrunken wird. Vermischt mit Fruchtsaft oder Milch kann er bei Dreimonats-Koliken helfen.

Cystus-Tee *(aus Nordgriechenland)*: ist koffeinfrei, wirkt darmreinigend und immunstärkend. Einer Studie der Berliner Charité zufolge unterstützt er den Heilungsverlauf bei Halsschmerzen. Enthält mehr krebsschützende Gerbstoffe als Grüntee.

Mate-Tee *(aus Südamerika)*: die ihm zugeschriebenen therapeutischen Eigenschaften sind: nerven-, muskel- und stoffwechselanregend, harntreibend, fördert Speichel- und Magensaftbildung, verdauungsanregend. Enthält u. a. Gerbstoffe, Koffein und Theobromin. Dem häufigen Genuß wird ein karzinogenes Risiko zugeschrieben (Blasen-, Speiseröhren- sowie Lungenkrebs), was wohl auf die polyzyklischen aromatischen Kohlenwasserstoffe (PAKs) zurückzuführen ist, die bei der Rauchtrocknung des Mate über offenem Feuer entstehen.

Matcha-Tee *(aus Japan)*: enthält sechsmal so viel Koffein wie Kaffee und wurde schon vor 800 Jahren von buddhistischen Mönchen angebaut. Es handelt sich um Tencha-Tee, dessen Felder vier Wochen vor Erntebeginn mit lichthemmenden Netzen verhüllt werden, sodaß nur noch 10% des Sonnenlichts durchgelassen wird, wodurch die Blätter besonders viel Chlorophyll ausbilden. Die Teegewinnung erfolgt über spezielle Dampfverfahren und es wird nur das „Blattfleisch" ohne Äderchen und Stiele verwendet. Dieses wird in Granitmühlen zu feinem hellgrünen Pulver gemahlen, welches dann im Trinkgefäß mithilfe eines kleinen Bambusbesens mit heißem Wasser vermischt wird. Matcha dämpft Hungergefühle und soll deshalb für Abnehmwillige geeignet sein, die allerdings herzgesund sein sollten. Studien hierzu fehlen. Matcha ist angeblich der teuerste Tee Japans.

Genmaicha-Tee: japanische Grünteespezialität (Bancha-Tee), deren markantes Aroma von ungeschälten, gerösteten und gepufften Reiskörnern herrührt, mit denen die Teeblätter vermischt sind. Am interessantesten schmeckt er, wenn er nicht gebrüht, sondern mit kaltem Wasser versetzt und über Nacht im Kühlschrank stehengelassen wird. Am Morgen wird er abgeseiht und mit Limette und Zucker abgeschmeckt. Man nimmt 4 – 5 Teelöffel Kusmi-Genmaicha, 1 Liter stilles Mineralwasser (hypomineralisch, z. B. französische Wässer), Saft einer Limette und etwas Zucker. Wegen des sehr geringen Koffeingehalts und der individuell bestimmbaren Zuckermenge eignet sich Genmaicha-Tee besonders als Durstlöscher (auch für Kinder) sowie als Tischgetränk, wenn auf Alkohol verzichtet werden soll. Genmaicha-Tee schmeckt leicht nussig-karamellartig.

ZWISCHEN ARZNEI- UND WOHLFÜHLTEES

Arzneitees schmecken nie richtig gut. Um dem Wunsch nach Tee-Genuß nachzukommen, haben sich Teerezepte herausgebildet, die Arzneitees zu Mischungen verarbeiten, die dann anstelle anderer „Genußgetränke" durchaus den Tag begleiten können. Solche Wohlfühltees mischt man sich selbst nach persönlichen Vorlieben: Teekräuter wie Melisse, Pfefferminz oder Kamille werden mit Pfeffer, Schokolade, Kornblumenblüten, Ingwer, Zimt, Orangenschale, Chili oder getrockneten Früchten aufgepept. Besonders wichtig ist, beim Einkauf auf hochwertige Zutaten zu achten, die man schon an Farbe und Geruch erkennen kann, denn nur dann entfalten sie auch das gewünschte Aroma. Künstlich aromatisierte Fertigtees sind den selbstgemischten Tees geschmacklich unterlegen. Apotheken, Teeläden und Gewürzstände auf den Wochenmärkten sind ideale Anlaufstellen für Teezutaten. Der Phantasie sind da keine Greznzen gesetzt.

* Zum abendlichen Entspannen eignet sich besonders Rooibos-Tee mit Zimt und Stückchen der Vanilleschote oder aber Rosmarintee mit Ingwer und Zimt.

* Eine Mischung aus Passionsblumenkraut, Hopfenzapfen, Melissenblättern und Pomeranzenschale wirkt beruhigend und einschlaffördernd.

* Gereiztheit verfliegt mit einem Tee aus Pfefferminze, Melisse und Fenchel, den man mit etwas Honig und Grapefruitsaft abrundet.

* Die berüchtigte Mittagsmüdigkeit am Arbeitsplatz verfliegt mit einem Tee aus kleingeschnittenen Datteln, Rosinen, Kokoschips, frisch gemahlenem Ingwer, Kardamon und Zimt, dessen aromatische Schärfe wieder die Lebensgeister weckt. Er läßt sich zuhause zubereiten und warm in einer Thermoskanne ins Büro mitnehmen.

DIE 10 TEE-GEBOTE

1

Ein Gesundheitstee ist vor allem ein Medikament und sollte wirklich nur bei entsprechenden Beschwerden eingesetzt werden. Denn wie bei jedem Medikament können auch hier bei unsachgemäßer Anwendung Nebenwirkungen auftreten.

2

Bevor man sich für einen bestimmten Gesundheitstee entscheidet, sollten Allergiker in der Apotheke nachfragen, ob dieser für sie verträglich ist und nicht etwa mit einer (kreuz-)allergischen Reaktion zu rechnen ist.

3

In der Apotheke sollte man auch nachfragen, ob die Teekräuter mit Herbiziden und Pestiziden belastet sind. Apotheken haben die Möglichkeit, sich anläßlich ihres eigenen Einkaufs vom Lieferanten entsprechende Daten über die Lieferkette geben zu lassen.

4

Wenn im Rezept nicht ausdrücklich anderes vermerkt, sollte ein Tee immer mit kochendem Wasser aufgebrüht werden, um Keime abzutöten, die sich natürlicherweise auf dem Naturprodukt Tee befinden und die bei ohnehin angeschlagener Gesundheit zusätzlich schaden können.

5
Der aufgegossene bzw. aufgekochte Tee muß nach dem Ziehen bis zum vollständigen Verbrauch abgedeckt stehenbleiben. Die wichtigen Inhaltsstoffe wie ätherische Öle sind empfindlich gegenüber Luftsauerstoff und machen sie wirkungslos. Ebenfalls sollte der Tee nicht in einem lichtdurchlässigen Behälter wie etwa einer Glasflasche oder einer gläsernen Teekanne umgefüllt werden, da Tageslicht ebenfalls Wirkstoffe verändern bzw. zerstören kann.

6
Wenn nichts anderes vermerkt, sollen Arzneitees ungesüßt getrunken werden. Das Süßen kann Wirkstoffe verändern und beinträchtigen sowie Krankheitssymptome verdecken oder aber auch verschlimmern.

7
Teekräuter müssen in gut verschließbaren und lichtundurchlässigen Behältern, die nicht aus Kunststoffen, sondern aus Metall, Keramik, Ton oder Porzellan bestehen sollten, am trockenen, dunklen und kühlen Platz aufbewahrt werden. Ihre Lagerungsfähigkeit hängt von den verwendeten Pflanzen sowie ihrer „Vorbereitung" wie gequetscht, geschnitten, zerstoßen usw. ab. Zur Lagerungsfähigkeit immer in der Apotheke nachfragen. Am besten legt man in die Teedose das ausgeschnittene Etikett mit dem Kaufdatum.

8
Für etliche Indikationen gibt es Instant-Tees. Hier werden die wasserlöslichen Wirkstoffe einer Heilpflanze gefriergetrocknet (wie wir das von Nescafé kennen), zu Granulat verarbeitet, sodaß der Verbraucher nur noch heißes Wasser darübergießen muß. Für diesen Herstellungsschritt ist es erforderlich, ein Stabilisierungsmittel einzusetzen, das in diesem Fall immer Zucker ist. So kommt es, daß ein solches Granulat bis zu 97% Zucker und nur 3% Kräuterextrakt enthalten kann. Etwas besser schneidet Arzneitee-Pulver ab, das zwar beim Anrühren klumpt, aber nur ca. 50% Zucker enthält (für Diabetiker und Figurbewußte aber immer noch zu viel). Es gibt Arzneitees auch in Teebeuteln, die die Wirkstoffe recht gut freigeben. Ob aber die dort verwendeten Kräuter in jedem Fall auch Arzneiqualität haben, muß in der Apotheke extra erfragt werden.

9
Wer zusätzlich vom Arzt verordnete Medikamente regelmäßig einnehmen muß, sollte keinesfalls auf eigene Faust Gesundheitstees zu sich nehmen, sondern dazu vorher immer in der Apotheke nachfragen, weil man sich dort in Wechselwirkungen und Interaktionen von arzneilichen Substanzen von Berufs wegen auskennt.

10
Beschwerden, die zur Entscheidung für Heilpflanzentees geführt haben, sollten spätestens nach zehn Tagen Anwendung verschwunden sein. Andernfalls muß dringend die (Fach-)Arztpraxis aufgesucht werden.

NACHWORT

Wer sich für die Anwendung von Heiltees entscheidet, nimmt oft automatisch eine andere Haltung zu seinem Körper ein. Denn eine Teetherapie ist keine Nebenbei-Therapie. Schon allein die Zubereitung eines solchen Tees ist keine Angelegenheit von Sekunden, sondern erfordert Konzentration und Hinwendung auf das, was man tut. Auch wird ein Kräutertee üblicherweise nicht hinuntergestürzt, sondern langsam und mit Bedacht getrunken. Unterstützen kann man diesen Vorgang, indem man auf dem Sofa die Füße hochlegt, mit einer Decke umwickelt, das Handy ausstellt und für diese Zeit auch auf Radio, Fernsehen und Lesen verzichtet. So wird auch die Geduld gefördert, die man für eine Teetherapie braucht. Denn anders als Fertigarzneimittel mit ihren Monosubstanzen benötigt ein Heilkräutertee für seinen heilenden Effekt Zeit. Obwohl niemand mehr Zeit zu haben glaubt, so gilt doch immer noch: Die Zeit heilt zwar nicht alle, so doch viele Wunden!

ANHANG

Heilpflanzenregister deutsch – latein

Diese Pflanzen werden verwendet in der Homöopathie, als Teedrogen, in der äußerlichen Anwendung (z.B. als Badezusätze, Umschläge oder Gurgelmittel) oder in der Rationalen (wirkstoffstandardisierten) Phytotherapie. Die Beschreibung der einzelnen hier nachfolgend aufgeführten Heilpflanzen würde den Rahmen dieses Ratgebers sprengen. Wer nähere Informationen zu den Heilpflanzen will, findet in den vielen Heilkräuterlexika (Buchhandlung) oder im Internet ausführliche und zahlreiche Anregungen.

Ackergauchheil	Anagallis arvense
Ackerschachtelhalm (Zinnkraut)	Equisetum arvense
Adonis (Feuerröschen)	Adonis vernalis
Äschwurz (Diptam)	Dictamnus alba
Akelei	Aquilegia vulgaris
Alant	Inula helenium
Alpenveilchen	Cyclamen europaeum
Alraun	Mandragora officinarum
Andorn	Marubium vulgare
Angelika (Engelwurz, Brustwurz)	Archangelica officinalis
Anis	Pimpinella anisium
Anserine (Gänsefingerkraut)	Potentilla anserina
Apfelbaum	Pyrus malus
Arnika (Bergwohlverleih)	Arnica montana

Artischocke	Cynarae folium
Attich (Zwergholunder)	Sambucus ebulus
Augentrost	Euphrasia officinalis
Bachbunge	Veronica beccabunga
Bärenlauch	Allium ursinum
Bärentraube	Arctostaphylos uva ursi
Bärlapp	Lycopodium clavatum
Baldrian	Valeriana officinalis
Balsamkraut	Chrysanthemum balsamita
Basilienkraut	Ocimum basilicum
Baummalve	Althea rosea
Beifuß	Artemisia vulgaris
Beinwell (Wallwurz, Schwarzwurz)	Symphytum officinale
Benediktendistel (Kardobenedikte)	Cnicus benedictus
Benediktenkraut	Geum urbanum
Berberitze (Sauerdorn)	Berberis vulgaris
Bergwohlverleih (Arnika)	Arnica montana
Bertram	Anacyclus officinarum
Besenginster	Cytisus scoparius
Betonie	Stachus betonica
Bibernelle (Pimpinelle)	Pimpinella magna saxifraga
Bilsenkraut	Hyoscyamus niger
Bingelkraut	Mercurialis annua perennis

Birke	Betula verrucosa
Bischofskraut	Amni visnaga apiaceae
Bitterholzbaum	Quassia amara
Bitterklee (Fieberklee)	Menyanthes trifoliata
Bitterorange	Citrus aurantium
Bittersüß	Solanum dulcamara
Blasentang	Fucus vesiculosus
Blaubeere (Heidelbeere, Schwarzbeere)	Vaccinium myrtillis
Blutwurz (Tormentill)	Potentilla formentilla erecta
Bockshornklee	Trigonella foenum graecum
Bohne	Phaseolus communis
Bohnenkraut	Satureja hortensis
Boldo	Peumus boldo Molina
Borretsch	Borago officinalis
Braunwurz	Scrophularia nodosa
Brennessel (große-)	Urtica dioeca
Brennessel (kleine-, Eiternessel)	Urtica urens
Brombeere	Rubus fructicosus
Bruchkraut	Herniaria glabra
Brunnenkresse	Nastrutium officinale
Brustwurz (Engelwurz, Angelica)	Archangelica officinalis
Bucco	Barosma serratifolium
Buchweizen	Polygonum Fagopyrum
Cayennepfeffer	Capsicum frutescens
Campecheholz	Haematoxylon campechianum
Ceylonzimt	Cinnamomum ceylanicum
Chinarinde	Cinchona succirubra
Christrose	Helleborus niger

Damiana	Turnera aphrodisiaca
Dill	Anethum graveolens
Diptam	Dictamnus albus
Dornschleh (Schlehe-Schwarzdorn)	Prunus spinosa
Dost, wilder	Origanum vulgare
Eberdistel/Eberdistelwurz	Carlina acaulis
Eberesche (Vogelbeere)	Sorbus aucuparia
Eberraute	Artemisia abrotanum
Eberwurz	Carlina acaulis
Edelkastanie	Castanea vesca
Efeu	Hedera helix
Ehrenpreis	Veronica officinalis
Eibisch (Hibiscus)	Althea officinalis
Eiche	Quercus robur
Eisenhut, blauer	Aconitum napellus
Eisenkraut	Verbena officinalis
Engelsüß	Polypodium vulgare
Engelwurz (Brustwurz, Angelica)	Archangelica officinalis
Enzian	Gentiana lutea
Erdbeere	Fragaria vesca
Erdrauch	Fumaria officinalis
Esche	Fraxinus excelsior
Eukalyptus	Eucalyptus globulus
Färberginster	Genista tinctoria
Färberröte	Rubia tinctorum
Farnkraut (Wurmfarn, Rainfarn)	Dryopteris filix mas
Faulbaum	Rhamnus frangula

Feige	Ficus carica
Feldthymian (Quendel)	Thymus serphylli
Fenchel	Foeniculum vulgare
Fichte	Picea excelsa
Fingerhut	Digitalis purpurea
Feuerröschen (Adonis)	Adonis vernalis
Fieberklee (Bitterklee)	Menyanthes trifoliata
Frauenflachs	Linaria vulgaris
Frauenmantel	Alchemilla vulgaris
Fünffingerkraut	Potentilla reptans
Gänseblümchen	Bellis perennis
Gänsefingerkraut (Anserine)	Potentilla anserina
Galgant	Alpinia officinarum
Gamander	Teurium chamaedris
Gartenbohne (Fisole)	Phaseolus vulgaris
Gartenkerbel	Anthriscus cerefolium
Gartenraute	Ruta graveolens
Gauchheil	Anagallis arvensis
Gewürznelke	Jambosa caryophyllus
Gewürzsumach	Rhus ariomatica
Geißblatt (Waldrebe)	Clematis vitalba
Geißraute (Geißklee)	Galega officinalis
Gelbwurz, javanische	Curcuma longa
Giersch (Dreiblatt, Zipperleinskraut)	Aegopodium podagraria
Giftsumach	Rhus toxicodendron
Ginseng	Panax ginseng (auch. Aralia ginseng)
Ginster	Genista germanica

Glaskraut	Perietaria officinalis
Goldrute	Solidago virgaurea
Gottesgnadenkraut	Gratiola officinalis
Granatbaum (Granatapfel)	Punica granatum
Graswurzel (Quecke)	Agriopyrum repens
Grindella	Grindella robusta
Guajakholz (Stockholz)	Guajacum officinale
Günsel	Ajuga reptans
Gundelrebe (Gundermann)	Glechoma hederacea
Gurke	Cucumis sativa
Hagebutte	Rosa canina
Hagebuttensamen	Semen cynosbati
Hamamelis	Hamamelis virginica
Hanf	Cannabis sativa
Hartheu	Hypericum perforatum
Haselnuß	Coryllus avellana
Haselwurz	Asarum europaeum
Hauhechel, dornige (Eindorn, Weiberkrieg)	Ononidis spinosa
Hauswurz	Sempervivum myrtillus
Heckenrose	Rosa canina
Heidekraut (Besenheide)	Calluna vulgaris
Heidelbeere (Blaubeere, Schwarzbeere)	Vaccinium myrtillis
Herbstzeitlose	Colchicum autumnale
Herzgespann	Leonurus cardiaca
Hibiscus (Eibisch, Malve)	Althea officinalis
Himbeere	Rubus idaeus

Himmelsschlüssel	Primula vulgaris
Hirtentäschel	Capsella bursa pastoris
Hohlzahn	
(Daun, zottige Hanfnessel, Labiatae)	Galeopsis ochroleuca
Holunder	Sambuccus nigra
Honigklee (Steinklee)	Melliotus officinalis
Hopfen	Humulus lupulus
Huflattich	Tussilago farfara
Ingwer	Zingiber officinale
Iriswurzel	Iris germanica-florent.
Irisches Moos	
(gemeiner Knorpeltang, Perlmoos)	Chondrus crispus
Isländisches Moos	Cetraria islandica
Jaborandi	Philocarpus jaborandi
Jambulrinde	Eugenia jambolana syzygii
Johannisbeere, schwarz	Ribes nigrum
Johannisbrot	Ceratonia siliqua
Johanniskraut	Hypericum perforatum
Josefskraut (Ysop)	Hyssopus officinalis
Jujubbeere	Zizyphus vulgaris
Kaktusblüten	Cactus grandiflorus
Kalifornischer Mohn	Escholtzia calforniae
Kalmus	Acorus calamus
Kamille	Matricaria chamomilla
Kamille (römische)	Anthemis nobilis
Kapuzinerkresse	Tropaeolum majus

Kardamome	Elettaria cardiamomum
Kardobenedikte (Benediktendistel)	Cnicus benedictus
Karotte (Möhre)	Daucus carota
Kaskarille	Croton eluteria
Katzenbart (indischer Nierentee)	Orthosiphon stamineus
Katzengamander	Teucrium marum
Katzenpfötchen	Helichrysum arenarium
Katzenpfötchen, gelbes	Stoechados citricum
Kerbel	Anthriscus cerefolium
Kiefer	Pinus silvestris
Klatschmohn	Papaver rhoeas
Klebkraut	Gallium aparine
Klettenwurzel	Arctium lappa officinalis, Radix bardanae
Knoblauch	Allium sativum
Knöterich, gemeiner	Polygonum Persicaria
Königskerze	Verbascum phlomoides
Körscheswurzel	Bryonia dioeca
Kolanuß	Sterculia acuminata
Kolombo	Jatrorrhiza palmata
Kondurango	Marsdenia condurango
Koriander	Coriandrum sativum
Kornblume	Centaurea cyanus
Koso	Hagenia abyssinica
Krapp	Rubia tinctorum
Krauseminze	Mentha crispa
Kreuzblume, bittere	Polygala amara
Kreuzdorn	Rhamnus cathartica
Kubebe	Piper cubeba

Küchenschelle	Anemone pulsatilla
Kreuzblume, bittere	Polygalae amarae
Kubebenpfeffer	Piper cubeta
Kümmel	Carum carvi
Kürbis	Cucurbita pepo
Kugelblume	Globularia vulgaris
Kuhschelle	Pulsatilla vulgaris
Labkraut	Gallium aparine
Lärche	Larix decidus
Langfaden	Combretum paniculatum
Lauch	Allium porrum
Lauchhederich	Sisymbrium alliaria
Lavendel	Lavandula spica
Lebensbaum	Thuja occidentalis
Leberblümchen	Anemone hepatica triloba
Leinkraut (kleines Löwenmaul)	Linaria vulgaris
Leinsamen	Linum usitatissimum
Liebstöckel	Levisticum officinale
Lilie, weiße	Lilium candidum
Linde	Tilia vulgaris et Tilia parvifolia Ehrh.
Lobelia	Lobelia inflata
Löffelkraut	Cochlearia officinalis
Löwenzahn	Taraxacum officinale
Lorbeer	Laurus nobilis
Lungenkraut (-echtes)	Pulmonaria officinalis
Mädesüß (Spierstaude)	Spireae ulmaria filip.

Maiglöckchen	Convallaria maialis
Maisgriffel	Zea mays, Stigmata maydis
Majoran	Origanum majorana
Malve (Baum-)/Hibiscus	Althea rosea
Malve (Wald-)/Hibiscus	Malva silvestris
Mannstreu	Eryngium campestre
Mariendistel	Silybum marianum
Maßliebchen	Bellis perennis
Mate	Ilex paraguayensis
Matico	Piper angustifolium
Mauerpfeffer	Sedum acre
Mausöhrchen	Hieracium auricula
Meerrettich	Cochlearia armoracia
Meerträubel	Ephedra vulgaris
Meerzwiebel	Urginea maritima, Scilla
Meisterwurz	Imperatoria osthrutium
Melde (Gartenmelde)	Atriplex hortense
Melisse	Melissa officinalis
Melone	Cucumis melo
Mistel	Viscum album
Mohn (Schlafmohn)	Papaver somniferum
Muskatnuß	Myristica fragans
Mutterblätter	Cassia angustifolia
Nelkenwurz	Geum urbanum
Nelkenzimtbaum	Sassafras albidum
Nieswurz, schwarze	Helleborus niger
Nieswurz, weiße	Veratrum album

Odermennig	Agrimonia eupatoria
Oleander	Nerium oleander
Olivenblätter	Olea europaea
Osterluzei	Aristolochia clematis
Passionsblume	Passiflora incarnata
Pestwurz	Petasites officinalis
Petersilie	Petroselinum sativum
Pfefferminze	Mentha piperita
Pflingstrose	Paeonia officinalis
Pimpinelle (Bibernell)	Pimpinella magna saxifraga
Poleiminze	Mentha pulegium
Pomeranze	Citrus aurantium
Porst (Sumpfporst)	Ledum palustre
Portulak	Portulaca sativa
Preiselbeere	Vaccinium vitis idaea
Primel (Schlüsselblume)	Primulaceae officinalis
Purgierlein	Linum catharticum
Quassiaholz	Quassia amara
Quebrachorinde blanco	Aspidosperma quebracho
Quecke	Agriopyrum repens
Quendel, röm.	Thymus vulgaris
Quendel, wilder (Feldthymian)	Thymus serpyllum
Quitte	Cydonia vulgaris
Rainfarn (Wurmkraut, Farnkraut)	Tanacetum vulgare
Raute	Ruta graveolens
Ratanhia	Kramaria triandra

Rauwolfia (indisches Schlangenholz)	Ophioxylon serpentinum
Rhabarber	Rheum palmatum, Rheum officinale
Reiherschnabel	Erodium cicutarium
Rettich	Raphanus sativus
Ringelblume	Calendula officinalis
Rose	Rosa centifolia
Rosine	Vitis vinifera
Rosmarin	Rosmarinus officinalis
Roßkastanie	Aesculus hippocastanum
Ruhrkraut	Gnaphalium dioecum
Rupprechtskraut	Geranium Robertianum

Safran | Crocus sativus
Salbei (Küchen-)	Salvia amiaceae officinalis
Salbei, dreilappig	Salvia trilobae folium
Salomonssiegel	Polygonatum officinale
Sanddorn	Hippophae rhamnoides
Sandelholz, weißes	Santalum album
Sandsegge (Segge)	Carex arenaria
Sanikel	Sanicula europea
Sarsaparill (Stechwinde)	Smilax utilis
Sauerampfer	Rumex acetosa
Sauerdorn (Berberitze)	Berberis vulgaris
Sauerkirsche	Prunus cerasus
Schachtelhalm (Acker-, Zinnkraut)	Equisetum arvense
Schafgarbe	Achillae millefolium
Schierling	Conium maculatum
Schlafmohn	Papaver somniferum

Schlangenholz, indisches (Rauwolfia)	Ophioxylon serpentinum
Schlangenknöterich (Wiesenknöterich)	Polygonum bistorta
chlangenwurzel virgaurea	Aristolochia serpentaria
Schlehe-Schwarzdorn (Dornschleh)	Prunus spinosa
Schlüsselblume (Primel)	Primula officinalis
Schneeballbaum, amerikanischer	Viburnum prunifolium
Schnittlauch	Allium schoenoprasum
Schöllkraut	Chelidonium majus
Schwalbenwurz	Vincetoxicum officinale
Schwarzbeere (Blaubeere, Heidelbeere)	Vaccinium myrtillus
Schwarzkümmel	Nigella sativa
Segge (Sand-)	Carex arenaria
Seifenkraut (Seifenwurzel)	Saponaria officinalis
Seifenrinde	Quillaria saponaria
Seifenwurzel (Seifenkraut)	Saponaria officinalis
Sellerie	Apium graveolens
Senf	Sinapis
Sennesblätter	Cassia angustifolia
Silberdistel	Carlina aucaulis
Silberwurz	Dryas octopetala
Skabiose	Succisa pratensis
Sonnenhut	Echinacea angustifolia
Sonnentau	Drosera rotundifolia
Spargel	Asparagus officinalis
Spierstaude (Mädesüß)	Spiraea ulmaria filip.
Spitzwegerich (Wegerich)	Plantago lanceolata
Stechpalme	Ilex aquifolium
Stechwinde (Sarsaparill)	Smilax utilis
Steinbrech	Saxifraga granulata

Steinklee, gelber	Melliotus officinalis
Steinklee, roter	Trifolium pratense
Sternanis	Illicum verum
Sternmiere	Stellaria media
Stiefmütterchen	Viola tricolor
Stockholz (Guajakholz)	Guajacum officinale
Storchschnabel	Geranium Robertianum
Süßholz	Glycirrhiza glabra
Sumpfporst (Porst)	Ledum palustre
Taubnessel, weiße	Lamium album
Taubnessel, rote (Bienenfang)	Lamium pupureum
Taubnessel, gelbe	Lamium galeobdolon
Tausendguldenkraut	Erythraea centaurium
Teestrauch, immergrüner (Theae nigrae folium)	Camellia sinensis
Teufelsabbiß	Succisa pratensis
Thymian	Thymus serpyllum vulgaris
Tollkirsche	Atropa belladonna
Tormentille (Blutwurz)	Potentilla formentilla erecta
Taubenkraut, mexikanisches	Chenopodium ambrosioides
Traubensilberkerze	Cimicifuga racemosus
Ulme	Ulmus effusa
Veilchen	Iris germanica-florent.
Veilchen, wohlriechendes	Viola odorata
Vogelbeere (Eberesche)	Sorbus aucuparia
Vogelknöterich	Polygonum aviculare

Wacholder	Juniperus communis
Waldmalve	Malva silvestris
Waldmeister	Asperula odorata
Waldrebe, aufrechte	Clematis recta
Wallwurz (Beinwell)	Symphytum officinale
Walnuß	Juglans regla
Wasserdost (Wasserhanf)	Eupatorium cannabinum
Wasserfenchel	Oenanthe aquatica
Wasserknöterich	Polygonum amphibium
Wasserpfeffer	Polygonum hydropiper
Wegerich (Spitzwegerich)	Plantago lanceolata
Wegwarte (Zichorie)	Cichorium intybus
Weide	Salix fragilis-viminalis
Weiderich	Lythrum salicaria
Weideröschen, kleinblättrig	Epilobium parviflorum
Weinraute	Ruta graveolens
Weißdorn	Crataegus oxycantha
Wermut	Artemisia absinthium
Wiesengeißbart	Spiraea ulmaria
Wiesenknöterich (Schlangenknöterich)	Polygonum bistorta
Wiesenknopf	Sanguisorba officinalis
Wiesenschaumkraut	Cardamine pratensis
Wintergrün	Pirola umbellata
Wohlgemut	Origanum vulgare
Wollblume	Verbascum phlomoides
Wüstenlilie	Aloe vera
Wundklee	Anthyllis vulneraria
Wurmfarn (Farnkraut)	Dryopteris filix mas
Wurmkraut (Rainfarn)	Tanacetum vulgare

Yohimbe   Pausinystalia Yohimbe
Ysop (Josefskraut)   Hyssopus officinalis

Zaunrübe   Bryonia diaeca
Zaunwinde   Convolvulus Septum
Zichorie (Wegwarte)   Cichorium intybus
Zinnkraut (Schachtelhalm, Acker-)   Equisetum arvense
Zitwer   Curcuma zedoaria
Zypresse
(Sommerzypresse, Besenkraut)   Bassia scoparia "Childsii"
Zwergholunder (Attich)   Sambuccus ebulus
Zwiebel   Allium cepa

WEITERE BÜCHER VON GABRIELE BAIER-JAGODZINSKI

Klappentext –
Orthomolekulare Medizin

Ein rationales Konzept bei veränderten Lebens- und Umweltbedingungen: Dieses Buch befaßt sich mit den Lebensbedingungen in westlichen Zivilisationen, die meistens, auch aus finanziellen Gründen, der individuellen Einflußnahme entzogen sind: Arbeitsbedingungen, Wohn- und Familienverhältnisse, Gesundheitszustand, Ernährungsstil und Freizeitverhalten. Alle diese Faktoren sind Auslöser oder Verstärker von permanentem radikalischem Streß. Dieser wiederum schädigt Eiweiße, Fette, Kohlenhydrate, RNA und DNA, Moleküle, Zellen und Gewebe. Das Prinzip der Orthomolekularen Medizin mit ihren Vitaminen, Vitaminoiden oder Mineralien bzw. Spurenelementen wie z. B. Selen kann am Ort des radikalischen Geschehens solche Reaktionen beenden bzw. bereits entstandene Schäden reparieren sowie die Immunkompetenz erhöhen. Andere Vitalstoffe sind als ihre Cofaktoren unverzichtbar. So ist die im Jahre 1968 von dem amerikanischen Nobelpreisträger Linus Pauling inaugurierte Orthomolekulare Medizin die exakte Entsprechung zu permanenten Schädigungen durch freie Radikale. Aus diesem Grund ist die Orthomolekulare Medizin bis auf den heutigen Tag Erstattungsleistung in der amerikanischen Krankenversicherung.

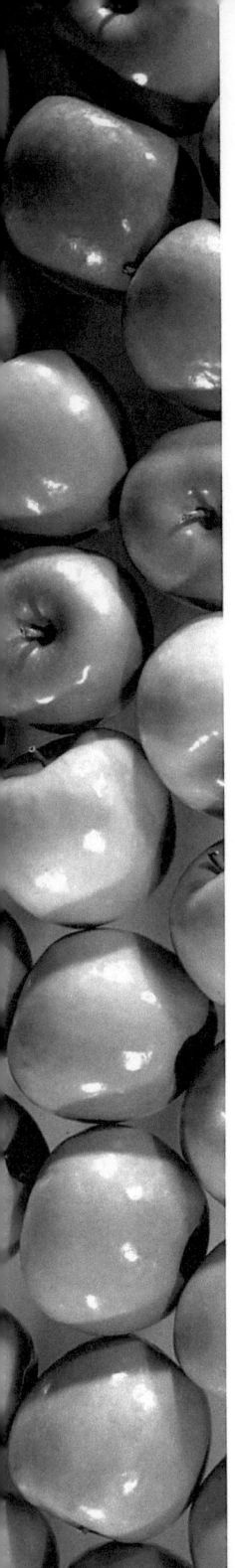

Gabriele
Baier-Jagodzinski

Essen – Trinken – Lebensstil –

Warum Orthomolekulare Medizin ?

Ein rationales Konzept bei veränderten Lebens- und Umweltbedingungen

ISBN 978-3-8334-7367-8

FEEDBACK

Eine Buchbesprechung von Jürgen Werner,
Internist aus Mechernich auf dem Amazon-Portal:

„Unter vielen Ernährungs-/ Lifestyle- Ratgebern endlich ein Buch, das kurz und bündig (und wissenschaftlich fundiert) den aktuellen Stand der Forschung zu Wirkung und Bedeutung von Vitaminen, Mineralstoffen und Spurenelementen übersichtlich darstellt. Kein Glaubensbuch, sondern ein kurz gefaßtes Wissensbuch, das das notwendige Basiswissen vermittelt für jeden, der sich mit dem Thema Mikronährstoffe auseinandersetzt. Für Laien verständlich, für Fachleute eine gute und fundierte Übersicht. Mit einem ehrlichen Bekenntnis zur orthomolekularen Medizin, welches sachlich begründet jeden Verdacht auf modische Placebo- Medizin/ Glaubensfragen überwindet.

Gutes Buch, preiswert, lesbar - was will man mehr?"

Blick ins Buch: www.ab-gab.de/gabriele_baier-jagodzinski

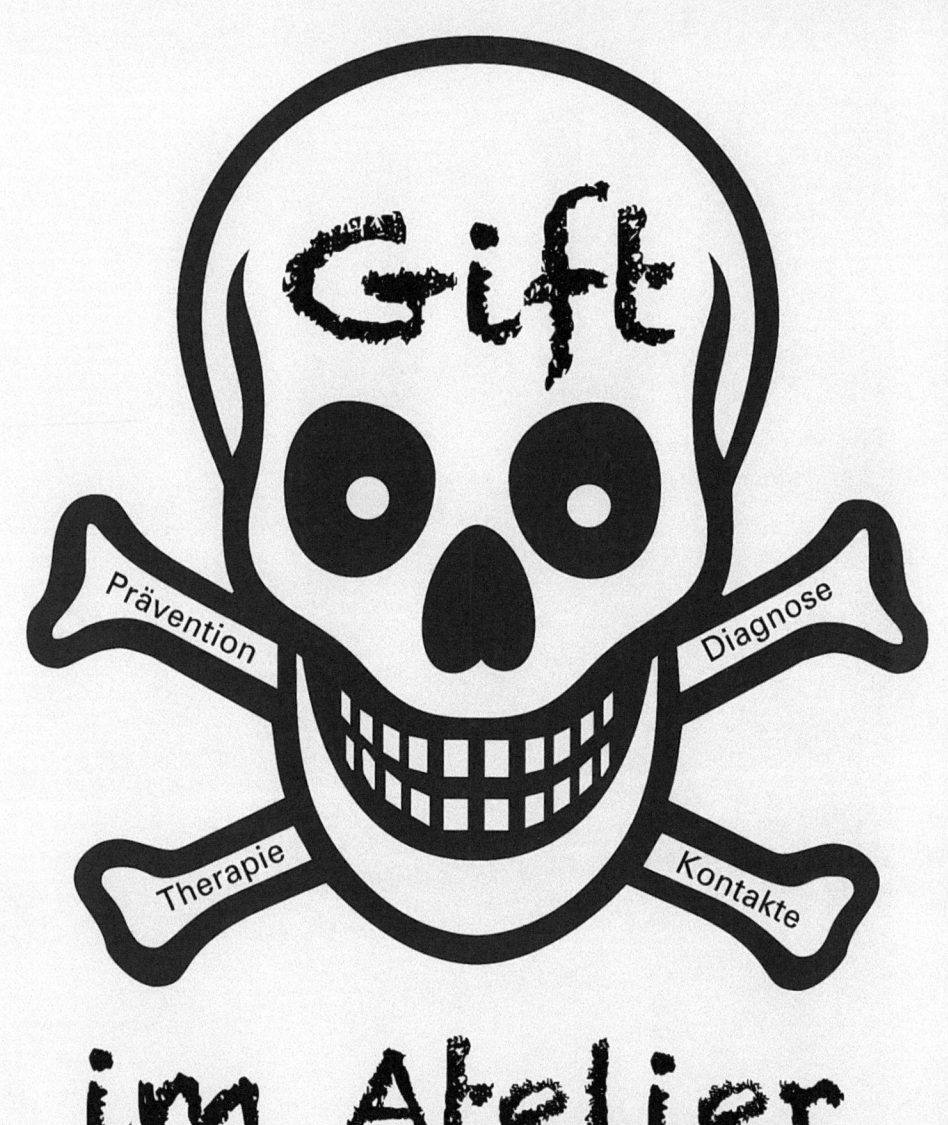

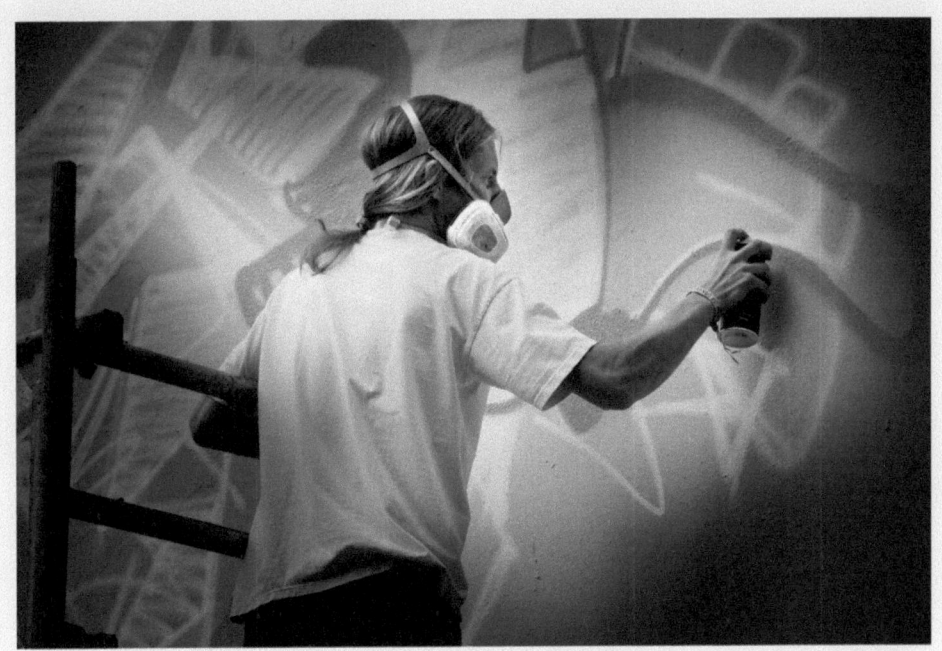

Dieses Handbuch der Toxikologie für Künstler beschreibt die breite Palette der heutigen Arbeits- und Umweltgifte, will Schutzmaßnahmen aufzeigen und Möglichkeiten des persönlichen Gefahren- und Gesundheitsschutzes sowie Entgiftungsverfahren erklären. Es wendet sich an alle, die künstlerisch arbeiten: an Kunststudenten und ihre Professoren an den Akademien, an bereits etablierte Künstler ebenso wie an die Kreativen im Hobbykeller, an „Nebenberufliche" wie an die Mitglieder privater Malschulen: Sie alle sollten die Giftigkeit ihrer Utensilien und Verfahren kennen als Voraussetzung dafür, sich schützen zu können. Ein ausführlicher, qualifizierter Adressenteil soll helfen, sich Rat und Hilfe – auch in medizinischen Fragen – zu holen.

Herstellung und Verlag:
Books on Demand GmbH, Norderstedt.

ISBN 978-3-8423-6276-5

FEEDBACK

Eine Buchbesprechung von Jürgen Raap
in der Kunstzeitschrift KUNSTFORUM:

„In der Kölner Kunstszene traf man vor einiger Zeit auf Vernissagen immer einen stets bleichen Künstler, der den Spitznamen <Dat Leichenjesicht> hatte, und seine Kollegen vermuteten, das ungesunde Aussehen käme vom Hantieren mit toxischen Substanzen. Nicht jedes Atelier in einer alten Fabriketage ist nämlich mit einer geeigneten Filteranlage ausgestattet, um VOC-Dämpfe abzuhalten, oder auh den Staub von Mangan, Zink, Berrylium, Chrom, Kobalt, Molybdän, den Bildhauer beim löten, Schweißen, Schleifen, oder Behauen frei setzen, je nachdem, welches Material sie gerade bearbeiten.

Gabriele Baier-Jagodzinski hat die Arbeitswelt der Künstler unter arbeitsmedizinischen Aspekten untersucht und darüber ein recht nützliches Handbuch veröfffentlicht: Das <Malerekzem> gitl z.B. als typische Berufskrankheit bei künstlern, die mit Terpenitnölen arbeiten, während Leinölfirnis hingegen als unbedenklich eingestuft werden kann. Auh in anderer Hinsicht ist das Brevier lebensnah geraten: es sei schwigig, <besonders Künstler vom Alkohol abzuraten>, schreibt die Autorin. Denn wer gerne dem Genuss von billigem Schnaps frönt, der nimmt damit Fuselstoffe auf, die im Körper als Stoffwechselprodukt giftiges Formaldehyd erzeugen."

Eine Buchbesprechung
in der Kunstzeitschrift KULTUR POLITIK:

„Dieses Handbuch der Toxikolohgie für Künstler beschreibt die breite Palette der heutigen Arbneits- und Umweltgifte, will Schutzmaßnahmen aufzeigen und Möglichkeiten des persönlichen Gefahren- und Gesundheitsschutzes sowie Entgiftungsverfahren erklären. Es wendet sich an alle, die künstlerisch arbeiten: an Kunststudenten und ihre Professoren an den Akademien, an bereits etablierte Künstler ebenso wie an die Kreativen im Hobbykeller, sie alle sollten die Giftigkeit ihrer Utensilien und Materialien kennen als Voraussetzung dafür, sich schützen zu können.

Ein ausführlicher, qualifizierter Adressenteil soll helfen, sich Rat und Hilfe, auch in medizinischen Fragen zu holen."

Eine Buchbesprechung von Klaus Kadel
in DIE RHEINPFALZ:

„*Dass die Medizinerin und Ernährungswissenschaftlerin auf die Idee für dieses Buch kam, liegt gar nicht so fern. Baier-Jagodzinski und ihr Mann sind schließlich seit Jahrzehnten fleißige Kunstsammler und daher ständig in Kontakt mit Künstlern und ihren Werken. Ganz konkret sei ihr die Idee für das Buch gekommen, als ein künstler bei ihr angefragt habe, was denn eigentlich an Gift in seinem Arbeitsmaterial ist. <Kein Künstler hat die Problematik richtig auf dem Schirm, auch nicht an der Universitäten>, meint die Medizinerin.*"

(kleiner Auszug)

EIGENE EINTRAGUNGEN I

EIGENE EINTRAGUNGEN II

EIGENE EINTRAGUNGEN III

EIGENE EINTRAGUNGEN IV

EIGENE EINTRAGUNGEN V

EIGENE EINTRAGUNGEN VI